R. Marxkors / H. Müller-Fahlbusch

Psychogene Prothesenunverträglichkeit

R. Marxkors
H. Müller-Fahlbusch

Psychogene Prothesenunverträglichkeit

Ein nervenärztliches Consilium für den Zahnarzt

Mit 13 Abbildungen

Carl Hanser Verlag
München Wien 1976

Die Autoren:

Prof. Dr. R. Marxkors
Poliklinik und Klinik für Zahn-, Mund- und Kieferkrankheiten
der Westfälischen Wilhelms-Universität Münster/Westfalen

Prof. Dr. H. Müller-Fahlbusch
Psychiatrische und Nervenklinik
der Westfälischen Wilhelms-Universität Münster/Westfalen

Die im Text genannten Präparate und Bezeichnungen sind zum Teil patentrechtlich geschützt. Aus dem Fehlen eines besonderen Hinweises bzw. des Zeichens ® darf nicht geschlossen werden, daß kein Schutz besteht.

CIP-Kurztitelaufnahme der Deutschen Bibliothek

Marxkors, Reinhard
Psychogene Prothesenunverträglichkeit : e. nervenärztl. Consilium für d. Zahnarzt / R. Marxkors ; H. Müller-Fahlbusch. – 1. Aufl. – München, Wien: Hanser, 1976.
ISBN 3-446-12291-5

NE: Müller-Fahlbusch, Hans :

Gesamtherstellung: Sellier GmbH Freising
Printed in Germany

Vorwort

Die Idee zu diesem Buch entstand nach langen und intensiven Diskussionen in Haus Rothenberge, dem Landheim der Universität Münster, wohin sich die Mitarbeiter der Abteilung für Zahnärztliche Prothetik und die Autoren zu einer Klausurarbeit zurückgezogen hatten.

Im Mittelpunkt der Erörterungen stand das Thema Prothesenunverträglichkeitserscheinungen. Insbesondere wurde beraten über solche Patienten, die trotz objektiv einwandfreiem Zahnersatz über Beschwerden im Munde klagen, bei denen eine starke Diskrepanz zwischen lokalem Befund und Beschwerdeschilderung besteht. Hier berichtete Müller-Fahlbusch über seine umfangreichen Untersuchungen, auf Grund derer er herausgefunden hatte, daß oft nicht der Zahnersatz, sondern psychische Ursachen für das geklagte Beschwerdebild verantwortlich sind.

Der Einwand, eine solch spezielle Thematik rechtfertige kein Buch, wurde schließlich durch die Verpflichtung jenen Patienten gegenüber zerstreut, denen vom Zahnarzt allein nicht geholfen werden kann. Nachdem die grundsätzlichen Zusammenhänge erst einmal aufgedeckt waren, wurde die Zahl derer, die an psychogener Prothesenunverträglichkeit leiden, als relativ hoch erkannt. Fast jede Praxis wird über kurz oder lang mit dem Krankheitsbild konfrontiert, und wenngleich es sich für den einzelnen Zahnarzt jeweils nur um Ausnahmefälle handelt, so stellen diese für ihn dennoch eine starke Belastung dar.

Wir entschlossen uns, Form und Aufbau des Buches den vielen Konsiliargesprächen anzugleichen, die wir in den vergangenen Jahren geführt haben. Zuerst referiert der Zahnarzt über Befund und prothetische Versorgung, erst dann kann der Nervenarzt seinen Beitrag liefern. Wie in solchen Konsilien über Problempatienten üblich, soll Pragmatisches und Wissenschaftliches dicht beieinander stehen. Der nervenärztliche Beitrag kommt vorwiegend aus dem Bereich der

Psychiatrie und Psychopathologie. Dabei soll nicht verschwiegen werden, daß in diesem Bereich vieles ungeklärt ist. Dennoch hoffen wir, durch die offene Darstellung der Problemlage nicht abzuschrecken, sondern Verständnis und Interesse zu wecken. Der Hauptzweck dieses Buches soll die Anregung sein, sich in Zukunft öfter und früher mit Nervenärzten über jene Patienten zu beraten, deren Befund, Differentialdiagnose und Therapie hier dargestellt wird.

Münster, W., im Sommer 1976

R. Marxkors
H. Müller-Fahlbusch

Inhalt

Seite

R. Marxkors

Prothesenunverträglichkeit aus der Sicht des Zahnarztes

1 Zur Begriffsbestimmung

Den Begriff der Prothesenunverträglichkeit muß man unter zwei Aspekten betrachten, unter einem engeren, mehr wissenschaftlichen, und unter einem weiteren, mehr praxisbezogenen. In allen Fällen ist die Primärsymptomatik gleich. Die Patienten klagen über Beschwerden, die nicht ins Bild der jeweiligen prothetischen Situation passen. Die Beschwerden sind mehr allgemeiner Art, wenig griffig und lassen keine oder zumindest keine direkten Schlüsse auf einen Mangel der prothetischen Arbeit zu. Würde z. B. ein Patient angeben, daß seine totale Prothese sich löse beim Sprechen oder Kauen, oder würde er darüber klagen, daß seine partielle Prothese kippe, so würde niemand von einer Unverträglichkeitserscheinung sprechen; allenfalls würde man eine Funktionsuntüchtigkeit feststellen. Klagt der Patient über Brennen an den Lippen und an der Zunge oder über Gaumenbrennen, so wird der Verdacht auf eine stoffliche Unverträglichkeit gelenkt.

Lange Zeit hat das Brennen als eigenes Krankheitsbild gegolten. Was lag näher, als an eine *Allergie* zu denken? Mit der Diagnose Allergie aber war der Weg für ein breites Experimentierfeld geöffnet. Es wurden Prothesen aus farblosem Kunststoff hergestellt, die Basen totaler Prothesen wurden aus Cr-Co- oder Cr-Ni-Legierungen gegossen, andere versuchten es mit Goldlegierungen. Kunststoffzähne wurden gegen Porzellanzähne ausgetauscht; als letztes suchte man Zuflucht bei den verschiedenen aus der Not geborenen Vergütungsverfahren, und sei es auch nur, ut aliquid fieri videretur.

Das Ergebnis trat augenfällig zutage: Es gab Patienten, die in kaum mehr als Jahresfrist eine stattliche Anzahl von Prothesen unterschiedlichster Art und Herkunft ihr eigen nennen konnten. Der Erfolg aber war – von einigen Zufallstreffern abgesehen – gleich Null.

Langsam mehrten sich die Zweifel an der These, daß eine Allergie Ursache für die Beschwerden sei. Neue Theorien wurden aufgestellt und verworfen. Man erkannte, daß auch andere von den Patienten geklagte Beschwerden sich hartnäckig den jeweils bekannten Therapiemöglichkeiten widersetzten. So entstand der Begriff der Prothesenunverträglichkeitserscheinung, unter dem man neben dem Brennen auch Wundgefühl, bitteren Geschmack, Mißempfindungen, Schmerzen, insbesondere im Bereich des Zwischenkiefers, Trockenheit und das „Nicht-zurecht-Kommen“ mit dem Ersatz subsumierte. Damit war zwar ein neuer Begriff geprägt, das Experimentieren jedoch blieb. Gerade aber das planlose Probieren ist bei den Unverträglichkeitserscheinungen frustrierend. Zwar befriedigt zunächst die Aktion, die Aktivität, und der Patient ist auch zufrieden, weil etwas geschieht, woran er neue Hoffnungen knüpfen kann. Beim leider ziemlich sicheren Mißerfolg ist dann für beide Teile die Enttäuschung um so größer.

Wie aber soll man sich verhalten? Ohne einen ganz straffen Fahrplan geht es nicht. Die Differentialdiagnose ist deshalb so schwierig, weil sich hinter ähnlichen Symptomen die unterschiedlichsten Ursachen verbergen können.

2 Mechanische Ursachen

Die erste Frage gilt dem Zahnersatz selbst. Man überprüft sorgfältig, ob er noch Mängel aufweist, die es dem Patienten unmöglich machen, sich mit dem Fremdkörper zu arrangieren. Hierbei ist das Hauptaugenmerk auf die richtige Unterkieferposition zu richten.

2.1 Bißhöhe

Gerade bei totalem Ersatz ist eine falsche vertikale Relation als Ursache für die Unbrauchbarkeit, wenn auch oft in Verbindung mit anderen Fehlern, mit ca. 60% beteiligt. Dabei ist zu unterscheiden zwischen einem zu hoch eingestellten Biß und einer zu niedrigen Bißhöhe.

Eine zu groß gewählte Vertikaldimension findet man wesentlich öfter als einen zu niedrigen Biß (Abb. 1 und 2). Setzt man voraus, daß keine Druckstellen (mehr) vorhanden sind, die von den Prothesen*rändern* ausgehen und zu Dekubitalgeschwüren führen, und daß weder der Sitz der Prothesen noch deren Zusammenspiel in Okklusion und Artikulation zu beanstanden sind, so werden Beschwerden geschildert, die denen bei der Unverträglichkeit im engeren Sinne sehr ähnlich sind. Unbewußt wird der Patient zum Pressen verleitet, als könne er durch vermehrte Kraftanwendung die richtige Höhe herbeiführen. Wegen der großen Fläche, auf welche sich die Kraft verteilt, und weil bei Erreichen der Schmerzgrenze reflektorisch der Druck gemindert wird, kommt es nicht zu umschriebenen Druckstellen, sondern zum flächenhaften Brennen, das von ebenfalls flächenhaften diffusen Rötungen begleitet sein kann. Brennen und Rötung verleiten voreilig zur Diagnose Allergie. Das Brennen kann aber auch bis zu Schmerzen gesteigert sein. Alles in allem wird darüber geklagt, daß man mit dem Ersatz nicht zurechtkomme.

Zur Abklärung sei an die Differenzmessung zwischen Nasion und Gnathion in Ruheschwebe und Okklusion erinnert sowie an die

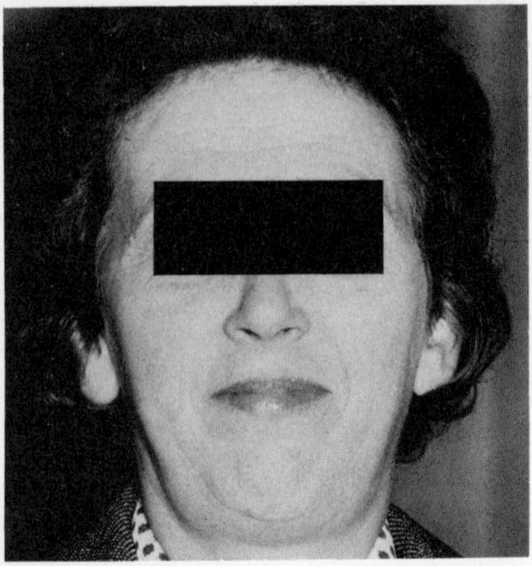

Abb. 1: Biß zu hoch

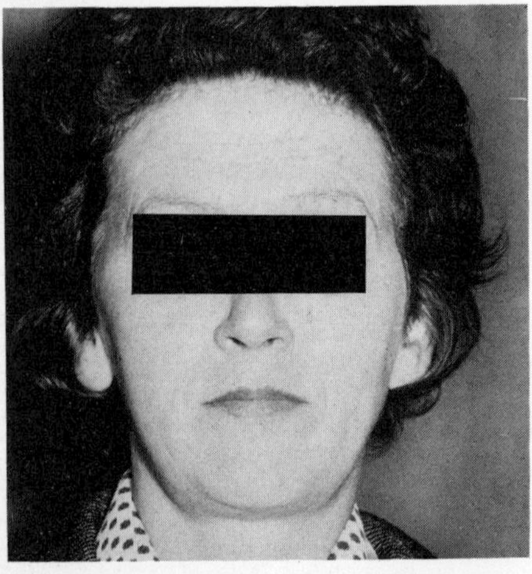

Abb. 2: Patient wie Abb. 1. Bißhöhe richtig

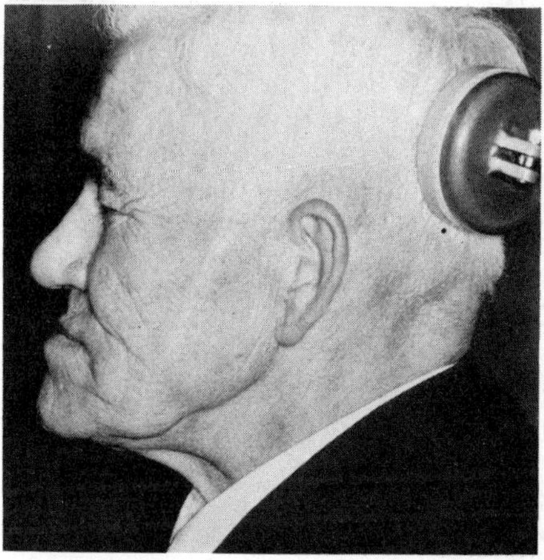

Abb. 3: Biß zu niedrig

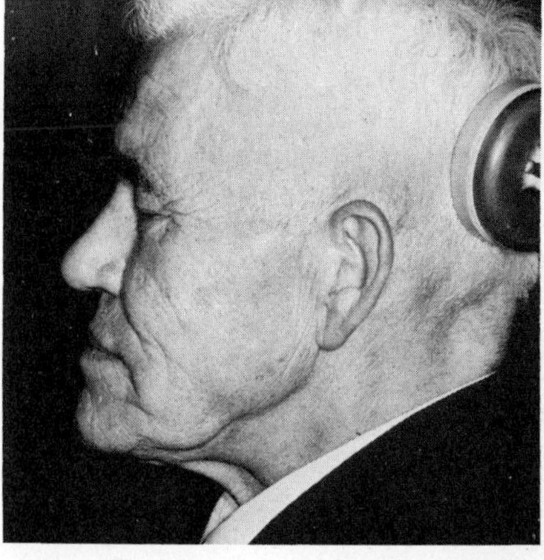

Abb. 4: Patient wie Abb. 3. Bißhöhe richtig

Sprechprobe. Letzte Zweifel können durch den Karenzversuch ausgeschaltet werden. Verschwinden die Beschwerden, wenn die Prothese einige Tage nicht getragen wurde, so kann es als sicher angesehen werden, daß sie durch die zu große Bißhöhe verursacht waren. Eine entsprechende Bißsenkung bringt sicheren Erfolg.

Prothesenunverträglichkeit? ... Nicht im eigentlichen, engeren Sinne, vielmehr Funktionseinschränkung, Funktionsuntüchtigkeit! Unbrauchbarkeit deshalb, weil seitens des Zahnarztes nicht die Voraussetzungen geschaffen wurden, daß der Patient seinen Teil zum Gelingen beitragen kann.

Bei zu geringer Vertikaldimension, die man als Fehler bei der Anfertigung von Zahnersatz nur selten antrifft, kann es zu Überbelastungen der Gelenke kommen (Abb. 3 und 4). Dabei treten oft Verlagerungen des Diskus und des Kondylus auf. Durch den Stauchungsdruck kann es zur Irritation der Chorda tympani kommen, die sensorisch die Zungenspitze versorgt. Zungenbrennen ist die Folge, wiederum ein Symptom, das eine stoffliche Unverträglichkeit vortäuscht. In diesen Fällen bringt der Karenzversuch kaum Hinweise, weil durch Herauslassen der Prothese nur über einige Tage hinweg sich die Verlagerungen nicht ändern. Erst eine zumeist schwierige Reposition der Kondylen bringt Linderung.

Auch hier handelt es sich nicht um eine Prothesenunverträglichkeit im engeren Sinne, sondern um Funktionsuntüchtigkeit und Unbrauchbarkeit.

2.2 Okklusale Störungen

Besonders häufig führen okklusale Störungen zu Beschwerdebildern, die als Unverträglichkeit mißdeutet werden können. Eigenartigerweise sind nämlich die Patienten – so zeigt es die Erfahrung – oft nicht in der Lage, eindeutige Suprakontakte als solche wahrzunehmen. Sie stellen einfach nur fest, daß sie mit dem Zahnersatz nicht zurecht kommen. Gerade bei totalen Prothesen fehlen häufig die typischen Symptome der Myoarthropathien, weil sich die Prothesen eher vom Kiefer lösen, als starke Muskelkräfte entwickelt werden. Durch Schonhaltungen, Horizontalschübe und Überbelastung bestimmter Bereiche nach Abheben oder Lösen in anderen Bereichen kommt es nicht zu lokal begrenzten Dekubitalgeschwüren, sondern zu diffusen Rötungen und auch zum Brennen, also wiederum zu Symptomen, welche den Verdacht auf Unverträglichkeit lenken. Da bei funktionsuntüchtigen Prothesen okklusale Störungen neben anderen Ursachen mit 80% beteiligt sind, kommt diesem Problemkreis eine große Bedeutung zu. In Verkennung der Zusammenhänge wird der Sitz der Prothesen überprüft, und da jede für sich allein eine gute Haftung aufweist, findet man keine Erklärung für die Klagen des Patienten. Schließlich wird auch die Okklusion überprüft, indem man „zubeißen" läßt, und auch hierbei werden keine Unstimmigkeiten festgestellt. Also, glaubt man, muß doch eine andere Ursache vorliegen: die Diagnose Unverträglichkeit ist perfekt.

In diesem Zusammenhang muß die Art und Weise, wie man die Okklusion überprüft, jedoch näher diskutiert werden. „Man läßt zubeißen", und just in diesem Moment wird am Kern des Problems vorbeiuntersucht, denn durch das Zubeißen wird genau das verborgen, was man aufzudecken bemüht ist. Nach dem Zubeißen weisen alle Prothesen eine leidliche Okklusion auf, weil Nonokklusionen durch den Muskelzug überwunden werden, weil der Unterkiefer durch Suprakontakte ausgelenkt wird und eine solche Stellung einnimmt, in der durch die Zahnführung die Prothesen einigermaßen zusammenfinden; dabei heben sich untere Prothesen nicht selten an den Seiten an, während obere herunterklappen können.

Ein Beispiel macht den Sachverhalt deutlich: Nach dem Zubeißen präsentiert sich die in Abbildung 5 dargestellte Okklusion. Beim Abtasten in zentraler Relation ergibt sich nur ein einzelner Kontakt (Abb. 6). Für jedermann wird nun deutlich, daß genau das, was zwischen dem ersten Kontakt in zentraler Relation und der Schlußposition nach Zubeißen geschieht, den Patienten berechtigt zu klagen. Man glaubt es ihm nun, daß er mit dem Ersatz nicht zurechtkommt. Flächenhafte diffuse Rötungen im Bereich unterhalb der Pri-

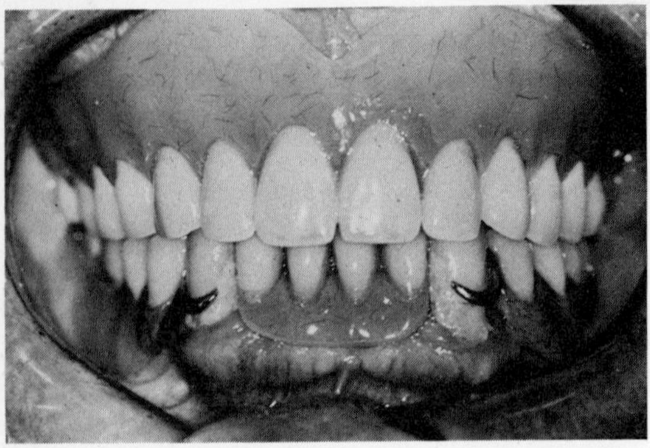

Abb. 5: Situation im Munde nach „Zubeißen“. Okklusale Störung nicht zu erkennen

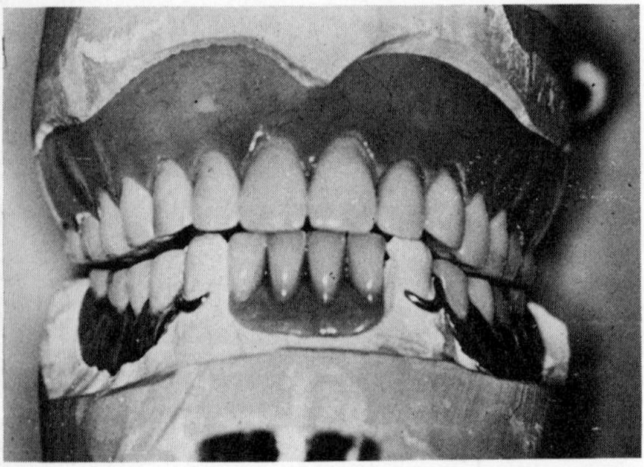

Abb. 6: Situation beim ersten Kontakt (Patient wie Abb. 5)

märkontakte durch vermehrten Druck, aber auch an anderen Stellen infolge von Horizontalschüben sind erklärlich. Die Klagen über unzureichenden Sitz versteht man jetzt nur zu gut, obwohl man die Prothese zuvor bei der Überprüfung als gut haftend befunden hatte. Mit anderen Worten: obere und untere Prothese können jeweils für sich allein in Ordnung sein, im Zusammenspiel aber total versagen.

Es ist hier nicht der Ort, über die Methoden zu berichten, mit denen die Primärkontakte ausfindig gemacht werden können. Eines aber muß gesagt werden: Es ist falsch zu glauben, dies sei nur mit komplizierten Methoden und aufwendigem Instrumentarium möglich. Im Falle der Abbildung 5 konnte uns die Patientin innerhalb weniger Minuten nach einigen Lockerungsübungen und entsprechender Instruktion die Primärkontakte selbst aufzeigen. Nach dem Einschleifen waren alle Beschwerden verschwunden.

Was hier im Falle von totalem Zahnersatz dargestellt wurde, ist in ähnlicher Weise auch bei Teilprothesen möglich.

Wiederum konnte aufgezeigt werden, daß sich Funktionsuntüchtigkeit hinter Symptomen verbirgt, die auch bei stofflicher Unverträglichkeit auftauchen. Übrigens fällt bei okklusalen Störungen der Karenzversuch zumeist positiv aus – die Beschwerden verschwinden –, so daß er in Zweifelsfällen zur Abklärung herangezogen werden kann.

2.3 Bißsenkung

Auch einwandfrei okklusal eingeschliffene Prothesen können nach einer gewissen Zeit Sensationen hervorrufen, die als Unverträglichkeit mißdeutet werden können. Mit dem Abbau des Alveolarknochens, auch wenn er nur geringfügig ist, reduziert sich die Bißhöhe. Damit verbunden ist eine relative Vorverlagerung des Unterkiefers zum Oberkiefer. Die Zähne treffen zuerst auf den Protrusionsfacetten zusammen. Bei weiterem Druck gleiten sie dann in die Kraniallage. Dieses Gleiten auf den Schiefen Ebenen ist bei totalen

Prothesen nur möglich, indem sich die Prothesen horizontal verschieben; die obere muß nach mesial, die untere nach distal gleiten. Das Gleiten führt zur Reibung der Schleimhaut mit Rötung. Aus Gründen der Geometrie ist die Belastung bei den Primärkontakten auf Protrusionsfacetten mesial stärker als distal. Entsprechend kommt es im Bereich des Zwischenkiefers zu erhöhtem Druck, möglicherweise mit Pression des Nervus incisivus. Da aber der gesamte Prozeß sehr langsam abläuft, treten keine akuten Sensationen auf; wohl stellen sich langsam Brennen und Schleimhautrötung ein, also wieder Symptome, die den Verdacht auf stoffliche Unverträglichkeit lenken.

Differentialdiagnostisch gibt folgende, häufig wiederkehrende Beschwerdeschilderung Hinweise. Nach Herauslassen der Prothese über Nacht sind am Morgen alle Beschwerden verschwunden. Im Laufe der ersten Stunden des neuen Tages treten sie dann wieder auf, zunächst in abgeschwächter Form, aber mit zunehmender Tragedauer steigern sie sich, bis sie am Abend unerträglich werden. Einschleifen, Unterfütterung oder beides, oder gar Neuanfertigung sind die therapeutischen Möglichkeiten. In jedem Fall ist der anteriore Bereich zu entlasten.

2.4 Rauhigkeiten

Auch bei richtiger Bißhöhe und exakter Okklusion und Artikulation treffen vertikale Kräfte und Horizontalschübe das Prothesenlager. Die Auswirkungen dieser Kräfte sind umso schädlicher, je ungleichmäßiger sie verteilt werden. Die Kongruenz zwischen Basis und Kiefer stellt in diesem Zusammenhang einen wichtigen Faktor dar. Allerdings ist hier mit Kongruenz die Übereinstimmung in der Grobgestalt gemeint, während die Kongruenz im Feinprofil eher unerwünscht ist; wir streben hier vielmehr eine entprofilierte Basis an. Bei der Grobgestalt sind Radierungen und Makrorauhigkeiten zu vermeiden.

3 Unverträglichkeiten im engeren Sinne

An Hand der angeführten Beispiele sollte dargelegt werden, daß es streng zu unterscheiden gilt zwischen *Funktionseinschränkung* oder *Funktionsuntüchtigkeit* auf Grund direkter konstruktions- bzw. ausführungstechnischer Mängel oder auf Grund *zeitabhängiger Veränderungen* und einer *stofflichen Unverträglichkeit.* Selbst wenn alle die bisher erwähnten Noxen beseitigt werden oder erst gar nicht vorliegen, bleibt eine Reihe von Patienten übrig, die (weiterhin) über Beschwerden klagen. Hier erst kann von Unverträglichkeit gesprochen werden. Die Ursache kann jedoch noch immer unterschiedlichster Art sein.

3.1 Restmonomeres

Eine Zeit lang glaubte man, das Restmonomere sei in der überwiegenden Zahl der Fälle das schädliche Agens, und zwar durch chemisch-toxische Wirkung. In dem Polymerisat sind nämlich immer auch geringe Anteile des monomeren Stoffes enthalten, weil der Polymerisationsprozeß an ihnen vorbeigelaufen ist, sie also gewissermaßen den Anschluß verpaßt haben. In Heißpolymerisaten beträgt der Gehalt an Restmonomerem ca. 1%, in Autopolymerisaten ca. 3%.

Die Annahme einer chemisch-toxischen Wirkung des Restmonomeren beruhte auf Ergebnissen tierexperimenteller Untersuchungen, in denen sich der monomere Methakrylsäuremethylester selbst noch in relativ starker Verdünnung als Zellgift erweist. Histologisch lassen sich bis hin zur Tunica submucosa eine Reihe bestimmter Veränderungen feststellen. Man meinte daher, das Brennen als Folge eines Schleimhautödems und einer Sekundärinfektion deuten zu können.

Aus der fertigen Prothese können nur geringste Mengen von Monomerem gelöst werden. Will man deren mögliche chemisch-toxische

Kraft diskutieren, so läßt es sich nicht umgehen zu versuchen, die Konzentration wenigstens annähernd zu bestimmen.

Geht man davon aus, daß nach zwei Jahren sämtliches in einer oberen totalen Prothese enthaltene Restmonomere herausgelöst ist, so ergibt sich folgende Rechnung.

Das Gewicht des Kunststoffs beträgt ca. 12 Gramm, der Gehalt an Restmonomerem 1%. In der Prothese wären demnach 0,12 g Monomeres enthalten. Auf einen Tag entfielen somit 0,000164 g. Da die Patienten mit Gaumenbrennen die Prothese nie länger als eben notwendig tragen, also maximal 12 Stunden am Tag, wäre der Wert noch einmal durch 2 zu teilen, es verbleiben 0,00082 g. Mit dem Gaumen hat nur die eine Hälfte der Basis Kontakt. Dort kann also nur jeweils die Hälfte einwirken: 0,00041 g. Diese verteilen sich einerseits auf eine Fläche von ca. 40 cm^2 (= 0,000001/cm^2) und werden andererseits zusätzlich durch Speichel verdünnt, weil die zur Zunge hin sich lösende Hälfte des Monomeren sich täglich zumindest mit einem Liter Speichel vermischt. Als Noxe für die Gaumenfläche müßte demnach eine Konzentration von etwa 1 : 250 000 und für das Zungenbrennen eine Konzentration von ca. 1 : 25 000 000 angenommen werden.

Bei dieser Berechnung wurde zugrunde gelegt, daß innerhalb einer relativ kurzen Zeit alles in der Prothese befindliche Restmonomere herausgelöst wird, daß also auch das im Inneren des Polymerisates gelegene freie Monomere nach außen diffundiert. Diese Annahme steht allerdings im Widerspruch zu bestimmten Vergütungsverfahren.

Eines dieser Verfahren besteht z. B. darin, die in Merfenlösung gesäuberte Prothese 4 Stunden in eine $^1/_{10}$ n $KMnO_4$-Lösung zu legen. Dadurch werden die oberflächlich gelegenen monomeren Moleküle beseitigt. Nach eigenen Untersuchungen beträgt dabei die Reduzierung des Gehaltes an Restmonomerem 0,13%. Da zahlreiche Autoren berichten, daß manche Patienten nach dieser Art der Vergütung der Prothese dauerhaft beschwerdefrei geblieben sind, muß man folgern, daß von innen nichts nachdiffundiert, sonst müßten nach einer gewissen Zeit die Beschwerden wieder auftreten. Wenn aber von innen nichts nachdiffundiert, so müßten die Beschwerden auch bei den nicht vergüteten Prothesen nach einiger Zeit von selbst aufhören, dann nämlich, wenn das in der Oberfläche enthaltene Monomere herausgelöst ist. Es wurde aber noch kein Fall beobachtet, bei dem das Brennen nach 4 bis 6 Wochen von selbst aufhörte.

Nach einer anderen Vergütungsmethode, die in einer Nachpolymerisation von einer Stunde bei 120 °C besteht, sollte nicht nur das an der Oberfläche gelegene, sondern auch das im Innern befindliche Restmonomere in das Polymerisat eingebaut werden. Nach unseren Messungen verringerte sich dabei der Gehalt an Restmonomerem um 0,12%. Daß dadurch Beschwerdefreiheit erzielt werden kann, ist gänzlich unmöglich. Die berichteten Erfolge nach Vergütung dieser Art sind uns unerklärlich. Jeder Zahnarzt weiß aus Erfahrung, daß direkte Korrekturen mit Autopolymerisaten, bei denen unverdünntes Monomeres mit der Schleimhaut in Berührung kommt, im Munde zwar ein momentanes Brennen hervorrufen, daß dieses Brennen aber nicht bestehen bleibt. Überdies bleibt die Frage offen, warum nur bei wenigen Patienten Sensationen auftreten, obwohl alle Prothesen Restmonomeres enthalten.

Die etwas ausführlichere Darstellung des Problems der chemisch-toxischen Wirkung des Monomeren soll folgendes aufzeigen:

- Die Widersprüche und Diskrepanzen zwischen Experimenten auf sachlicher Grundlage und Erfolgsmeldungen beweisen die ganze Unsicherheit in dieser Frage.
- Daß die Vergütungsverfahren inzwischen im wesentlichen aufgegeben worden sind, zwingt zu dem Schluß, daß sie erfolglos waren.
- Die Tatsache, daß man so intensiv an dieser Thematik gearbeitet hat, beweist, wie sehr auch schon früher das Problem der Prothesenunverträglichkeit die Zahnärzte und die Wissenschaftler herausgefordert hat, und zwar, beurteilt nach der Herkunft der Autoren, in zahlreichen Ländern.

Nachdem sich so wieder eine Hoffnung zerschlagen hatte, den Patienten mit Unverträglichkeitserscheinungen zu helfen, und das

Problem angesichts steigender Fallzahlen immer dringlicher wurde, bildeten wir ein Team, das sich noch einmal unter den Aspekten verschiedener Fachrichtungen intensiv mit den Fragen der Genese und Therapie beschäftigte. Außer Zahnärzten wirkten mit ein Dermatologe, ein Internist und ein Nervenarzt. Eine Gruppe von über 60 Patienten, bei denen zahnärztlicherseits kein Grund für die geklagten Beschwerden gefunden werden konnte, wurde von allen Mitgliedern des Teams nach einem sorgfältig erarbeiteten Plan untersucht.

3.2 Allergische Ursachen

Wenngleich man die These verwerfen muß, daß die geringen Mengen an Restmonomerem eine chemisch-toxische Wirkung ausüben, so kommt das Restmonomere dennoch sehr wohl als Ursache für Beschwerden auf allergischer Basis in Frage. Allerdings kann es nicht als Vollantigen wirken. Nur Proteine sind primär in der Lage, die Bildung von Antikörpern zu veranlassen, den menschlichen Körper also zu sensibilisieren. Nichtproteine müssen erst an Eiweiß gebunden werden, um sensibilisierend wirken zu können. Man nennt solche Stoffe Halbantigene oder Haptene. Der gegen ein Hapten gebildete Antikörper vermag auch den freien, nicht an ein Eiweiß gebundenen Stoff zu fällen. Das Monomere als Hapten kann also nur in Verbindung mit Eiweiß allergisierend wirken. Auf dieser Basis kann es zur Antigen-Antikörper-Reaktion kommen bzw. zu einer allergischen Manifestation. Dabei entstehen im allgemeinen klinisch objektivierbare Veränderungen wie Quaddeln, Rötungen, Bläschenbildung usw. Durch Karenz- und Expositionsversuche und vor allem durch epikutane Testungen durch den Dermatologen läßt sich die Diagnose Allergie erhärten. Gleichzeitig können die epikutanen Tests Hinweise für die Therapie geben.

Echte Allergien auf das Monomere oder auf Zusatzstoffe sind jedoch nur sehr selten zu verifizieren, und nur ganz wenige Patienten kann man dadurch von ihren Beschwerden befreien, daß man ihnen Prothesen aus einem anderen Basismaterial anfertigt. Dieses Faktum steht voll in Einklang mit der klinischen Beobachtung, daß bei den meisten Patienten aus der Gruppe der engeren Unverträglichkeit auch nicht die geringste Veränderung am Gaumen zu erkennen ist.

Man muß also Abschied nehmen von der Illusion, echte Unverträglichkeitserscheinungen gehörten überwiegend in den Bereich der Allergien und seien von dort her zu lösen.

3.3 Interne Ursachen

Bei den Patienten mit Unverträglichkeitserscheinungen im engeren Sinne fällt auf, daß der Karenzversuch überwiegend negativ ausfällt; nur in wenigen Fällen verschwinden die Beschwerden nach Herauslassen der Prothesen, häufig tritt nur eine Linderung ein, und in anderen Fällen bleiben die Beschwerden unvermindert bestehen. Diese Ergebnisse legen den Schluß nahe, daß die Ursachen der Unverträglichkeit auch außerhalb des eigentlichen Zahnersatzes gesucht werden müssen. Insbesondere das Verschwinden der Beschwerden und ihre Linderung berechtigten zu der Vermutung, daß sich das Leiden an der Prothese auf ein schon bestehendes, möglicherweise latentes Leiden aufpfropft. Gedacht war in erster Linie an interne Grundleiden. Es sei nur erinnert an Vitamin- und Eisenmangelzustände. Im Falle des gleichmäßigen Persistierens der Beschwerden kann die Prothese ohnehin nicht als Ursache in Frage kommen.

Es zeigte sich jedoch, daß bei systematischer internistischer Bearbeitung dieser Problematik bei Patienten mit Prothesenunverträglichkeit in keinem Fall ein internes Primärleiden gefunden werden konnte, das allein als Ursache für die geklagten Symptome in Frage kam.

3.4 Nervenärztliche Ursachen

Da sich bei völlig negativem Karenztest die Annahme eines eigenständigen Nervenleidens aufdrängte, wurde der Nervenarzt zur

Teamarbeit eingeladen. Bei Linderung oder Verschwinden der Beschwerden nach Herauslassen des Ersatzes konnte man eine Herabsetzung der Reizschwelle bestimmter Nerven vermuten.

Die Untersuchungen des Nervenarztes brachten jedoch jene überraschenden Ergebnisse, die schließlich zum eigentlichen Thema dieses Buches führten.

H. Müller-Fahlbusch

Prothesenunverträglichkeit aus der Sicht des Nervenarztes

POST TENEBRAS
LUCEM
SPERANTI CONIUGI
DULCI

1 Ergebnisse des interdisziplinären Forschungsprogramms „Prothesenunverträglichkeit“

Eine nicht zu kleine, der Zahl nach aber von vornherein begrenzte Gruppe von Patienten mit „Prothesenunverträglichkeit“ wurde von einer Arbeitsgemeinschaft untersucht, zu welcher vom zahnärztlichen Prothetiker ein Internist, ein Hautarzt und ein Nervenarzt eingeladen worden waren.

Der dieser Arbeitsgemeinschaft vorgelegte Arbeitsplan (siehe Tabelle 1) schrieb vor, daß zunächst von der Prothetischen Abteilung alle wegen hartnäckiger und ungewöhnlicher Beschwerden für das Programm infrage kommenden Patienten sorgfältig auf zahnärztliche Ursachen der Beschwerden untersucht werden, anschließend sollte ein Karenzversuch durchgeführt werden. Von der Prothetischen Abteilung wurden sie zur hautärztlichen, zur internistischen und nervenärztlichen Untersuchung vermittelt. Dem Hautarzt und Allergologen war dabei die Hauptaufgabe, nämlich die Aufdeckung chemisch-toxischer und allergischer Reaktionen zugedacht. Der Internist sollte geriatrische Probleme klären, insbesondere Anämien und Durchblutungsstörungen diagnostizieren. Der Nervenarzt war zunächst nur zur Erörterung der Frage bestellt, ob der Nervus nasopalatinus durch Druck der Prothese gereizt würde. Schon bei der ersten Zwischenbesprechung stellten sich einige Überraschungen heraus, die sich im Endergebnis dieses gemeinsamen Forschungsprogrammes bestätigten (siehe Tabelle 2).

Auffällig war zunächst, daß nur 11 unserer gemeinsam untersuchten 66 Patienten männlichen Geschlechts waren. Eine weitere Überraschung bestand für alle Teilnehmer des Arbeitsprogrammes darin, daß der weitaus größte Teil der Patienten dem Nervenarzt zur Beurteilung anheimfiel. Wir hatten zunächst, wie bereits gesagt, die Vermutung, daß bei den meisten Patienten allergische Reaktionen aufgedeckt würden. Einige Fälle ließen sich auch auf diese Weise Diagnostizieren, in den meisten Fällen erklärte der Hautarzt jedoch nach sorgfältiger Prüfung seine Unzuständigkeit. Hinweise auf

Tabelle 1. Entwurf eines Arbeitsprogrammes zur interdisziplinären Erforschung der *Prothesenunverträglichkeitserscheinungen*

Beschwerden: diffus; Zungenbrennen, Lippenbrennen, Gaumenbrennen, Wärmegefühl, Kältegefühl, Einengung des Zungenraumes, Schluckbeschwerden, Geschmacksveränderungen, erhöhte oder verminderte Speichelsekretion

↓

Diagnose: → Karenzversuch

Besserung	keine Besserung
↓	↓
Folgerung: Prothese ist Ursache	Folgerung: Prothese nicht ursächlich
↓	↓
1. *Mechanische Irritation*	– Durchblutungsstörungen
1.1 Rauhigkeiten, Druckstellen	– Neuralgien
1.2 Artikulationsstörungen	– Blutbild, Veränderung
1.3 Falsche Bißhöhe	– Geriatrische Beschwerden und Ursachen
1.4 Prothesenkonstruktion	– Parästhesien
1.5 Druck auf den N. nasopalatinus	
2. *Chemisch-toxische Irritation*	
2.1 Restmonomeres	
2.2 Monomeres (Autopolymerisat)	
3. *Allergische Reaktion*	
3.1 Allergen = Voll-Antigen	
3.2 Hapten = Halb-Antigen	
Metall: Kupfer, Gold, Chrom, Nickel, Zinn, Zink	

Tabelle 2. Ergebnisse des Forschungsprogrammes „Prothesenunverträglichkeitserscheinungen"*)

Aufgenommen in das Programm wurden nur Patienten, deren Beschwerden nach zahnärztlich-prothetischer Untersuchung einschließlich Karenzversuch nicht erklärbar waren.

1	Patient zeigte nachträglich doch noch einen zahnärztlichen Befund.
8	Patienten ließen allergische Reaktionen erkennen.
2	Patienten hatten belangvolle internistische Befunde.
54	Patienten waren nervenärztlich zu beurteilen. Von diesen 54 Patienten wiesen 2 neurologische Befunde auf, alle anderen waren psychiatrisch zu diagnostizieren.
1	Patientin war von keinem Fachgebiet aus zu beurteilen.
	$\Sigma = 66$

*) Vgl. *Forck, G.* [3], *Müller-Fahlbusch, H.* [19], *Sabinski, E.* [30], *Zumkley, H.* [40].

Bei einigen der 54 nervenärztlich zu diagnostizierenden Patienten ergaben sich allergologische oder internistische Doppelbefunde. Da diese Befunde aber teilweise als fraglich, oder auch ausdrücklich als Nebenbefund deklariert waren, wurde hier auf eine gesonderte Darstellung verzichtet.

allergische Reaktionen fanden sich nur bei 8 Patienten. Der Internist sah die Beschwerden bei 2 Patienten durch Bluthochdruck und Durchblutungsstörungen bzw. durch lokale Schleimhautreizung verursacht. Eine wenigstens teilweise Erklärung der Beschwerden ergab sich bei einer Patientin noch nachträglich durch zahnärztliche Untersuchung, wobei aber nochmals zu betonen ist, daß diejenigen Patienten vor Aufnahme in das Forschungsprogramm ausgelesen waren, bei denen prothetische Ursachen der Beschwerden vorlagen. Von keinem Fachgebiet aus zu erklären waren die Beschwerden bei einer Patientin.

Der größte Anteil der Patienten war also vom nervenärztlichen Fachgebiet aus zu beurteilen, von 66 Patienten insgesamt 54. Es kamen zweimal Doppelbefunde vor, d. h. es waren sowohl nervenärztliche als auch hautärztliche Befunde zu erheben, und es gab, wie bei den meist im höheren Lebensalter befindlichen Patienten nicht anders zu erwarten, bei insgesamt 4 Patienten internistische Nebenbefunde. Der Internist hatte hierzu ausdrücklich erklärt, daß diese Nebenbefunde für die Beschwerden der Patienten keine zureichende Ursache sein konnten.

Wer nun erwartet, der Nervenarzt werde anfangen von Neuralgien zu reden, der wird enttäuscht werden. Zwar wurde auswärts bei einer unserer Patientinnen die Diagnose auf Trigeminusneuralgie gestellt, es handelte sich jedoch nicht um eine Neuralgie, denn die Beschwerden zogen auf die andere Gesichtsseite, sie hielten sich also gar nicht an das Ausbreitungsgebiet eines oder mehrerer Trigeminusäste. Außerdem waren in diesem und in allen anderen Fällen die Beschwerden so mit dem gesamten Erleben der Kranken verbunden, wie man es bei echten Neuralgien eben nicht findet. Lediglich bei 2 Patienten war ein neurologischer Nebenbefund zu erheben. Bei einem Patienten bestand ein zerebralorganisches Anfallsleiden, was aber mit seinen Beschwerden in der Mundhöhle offensichtlich wenig zu tun hatte, und bei einem anderen Patienten waren sogenannte extrapyramidale Bewegungsstörungen festzustellen. Da diese extrapyramidalen Bewegungsstörungen auch nach Abschluß des ersten Teils unseres Forschungsprogrammes noch einige Male beobachtet wurden und für die prothetische Versorgung nicht ganz unwichtig sind, sollen sie später noch gesondert besprochen werden. Aber festzustellen ist hier zunächst einmal, daß die überwiegende Mehrheit aller Patienten psychiatrisch zu beurteilen war. Alle Patienten waren sorgfältig neurologisch untersucht, bei Verdacht auf zerebralorganische Leiden wurde eine Hirnstromschreibung (EEG) durchgeführt. Es erfolgte eine ausführliche psychiatrische Exploration mit vertiefter biographischer Anamnese. Zum Abschluß wurde allen Patienten eine schriftliche Aufforderung mitgegeben, einen Lebenslauf und einen Tageslauf zu schreiben und nachzusenden (siehe Tabelle 3). Die meisten Patienten sind dieser Aufforderung nachgekommen.

Es wird also hier behauptet, daß die Leiden bei den meisten unserer Patienten, und zwar bei der übergroßen Mehrheit (bei 52 von insgesamt 66) seelischer Natur waren. Einer solchen Behauptung pflegt Mißtrauen zu erwachsen. Man fragt insgeheim oder auch offen: Kann man denn auf diesem Gebiet überhaupt verläßliche Aussagen machen? Ist das überhaupt etwas Seriöses? Nach Lage der Dinge kann man dieses Mißtrauen niemendem verübeln. Ich plaudere gewiß kein Geheimnis aus, wenn ich dem Mißtrauen einräume, daß auf diesem Gebiet besonders in jüngstvergangener Zeit un-

Tabelle 3. Nach der nervenärztlichen Untersuchung ausgehändigte schriftliche Anweisung für Patienten

Bitte senden Sie an obige Anschrift
1. einen handgeschriebenen *Lebenslauf,* woraus nicht nur Ihre Krankheiten hervorgehen, sondern auch Ihre sonstige Lebensentwicklung.   2. einen *Tageslauf,* in dem Sie *so genau wie möglich* beschreiben, wie ein Durchschnittstag gewöhnlich bei Ihnen abläuft (z. B. wann Sie aufstehen, mit wem Sie zusammentreffen, womit Sie sich beschäftigen).

seriöse und pseudowissenschaftliche Machenschaften arg ins Kraut geschossen sind. Aber all das ändert nichts an der Tatsache, daß seelisch bedingtes Leiden offenbar einen wichtigen Bereich der Medizin darstellt, und daß unsere Patienten in diesen Bereich hineingehören. Hierfür gibt es stichhaltige Argumente.

Zunächst ist eine vorsichtige *negative Beweisführung* angebracht:

1. Mit Ausnahme einer Patientin war zahnärztlich-prothetisch kein vernünftiger Grund für die Beschwerden zu finden.
2. Der Karenzversuch brachte die Beschwerden in einem großen Teil der Fälle nicht zum Verschwinden.
3. Hautärztlich, internistisch und auch organ-neurologisch konnten die Beschwerden nur in einem kleinen Teil der Fälle geklärt werden.

Es gibt aber auch eine *positive Beweisführung.* Diese unterscheidet sich von mathematisch-physikalischer Argumentation zwar erheblich, aber sie ist dennoch wissenschaftlich zu nennen, weil sie eben sachgemäß ist. Im übrigen braucht diese Art der Argumentation dem zahnärztlichen Prothetiker nicht ganz fremdartig zu erscheinen, weil es sich im Grunde genommen um morphologische und strukturelle Probleme handelt. Die Gestalt und Struktur stellt sich allerdings nicht dar in der Anatomie oder im Werkstoff, sondern im Lebenslauf, in Lebenssituation und in der Persönlichkeit unserer Patienten. Diese positive Beweisführung läßt sich ebenfalls in drei Punkten darstellen:

1. Das Beschwerdebild unserer Patienten war vielgestaltig und für ein organisches Leiden ungewöhnlich. Das Beschwerdebild bezog die ganze Persönlichkeit des Kranken mit ein.
2. Lebenssituation und Lebenslauf unserer Patienten standen in Beziehung zu deren Beschwerdebild.
3. Das Beschwerdebild und der Verlauf der Beschwerden passen in das überlieferte psychiatrische Diagnosenschema, und es sind gemäß diesem Diagnosenschema Einordnungen unserer Patienten in bestimmte Diagnosengruppen möglich.

Nun soll nicht verschwiegen werden, daß dieses psychiatrische Diagnosenschema revisionsbedürftig ist und daß mit ihm schwierige wissenschaftliche Probleme in die Diskussion hineingeraten, aber es ist für uns unentbehrlich, weil wir den Patienten ohne eine Zuordnung in verschiedene Diagnosengruppen überhaupt nicht gerecht werden können. Es ist nicht meine Absicht, die Zahnärzte zu lehren, wie man psychiatrische Diagnosen stellt, ich gedenke nur auf die Probleme hinzuweisen und ich hoffe, Verständnis für diese Patienten wecken zu können.

Die *Verdachtsdiagnose,* daß es sich nämlich um ein wie auch immer geartetes psychosomatisches Leiden im weitesten Sinne des Wortes handelt, die kann allerdings, und zwar ohne allzu großen zeitlichen Aufwand, in der zahnärztlichen Praxis gestellt werden. Das glaube ich aufgrund meiner Erfahrung in der Zusammenarbeit mit der Zahn-, Mund- und Kieferklinik unserer Universität sagen zu können. Es ist dazu eigentlich nur nötig, daß man die Punkte 1. und 2. der Positiven Beweisführung beachten lernt.

2 Über Neuralgien und sogenannte atypische Gesichtsschmerzen

Wenn jemand in einem Kreis medizinisch Gebildeter die Frage stellen würde, was Zahnarzt und Nervenarzt gemeinsam beschäftigten könnte, so würde er sehr wahrscheinlich eine schnelle und ziemlich einstimmige Antwort bekommen. Das seien, so würde man ihm antworten, die Gesichtsschmerzen, mit denen es diese beiden Ärzte und diese beiden Gebiete der Medizin gemeinsam zu tun hätten, allenfalls mit der Kieferchirurgie, insbesondere mit der Traumatologie, gäbe es noch gemeinsame Probleme; und diese Gesichtsschmerzen, so würde die Antwort weitergehen, das seien eben die Neuralgien!

Es ist nicht verwunderlich, daß unsere Feststellung, wir hätten in unserem gemeinsamen Forschungsprogramm der Prothesenunverträglichkeitserscheinungen *Neuralgien* überhaupt nicht angetroffen, auf einige Skepsis gestoßen ist. Man meinte, der Karenzversuch sei vielleicht nicht langdauernd genug gewesen, um einem durch Druck geschädigten Nerv zur Erholung und dem Patienten zur Beschwerdefreiheit zu verhelfen; und daß die Beschwerden nicht auf den Bereich eines bestimmten Nervenastes beschränkt gewesen seien, so hielt man uns entgegen, das komme durch Anastomosierungen vegetativer Nervenfasern zustande.

Man ist nicht oder nur widerstrebend bereit, etwas anderes als Neuralgien in das Blickfeld kommen zu lassen, wenn die Rede von ungewöhnlichen Schmerzen und Beschwerden im Gesicht oder in der Mundhöhle ist. Unsere Lehrbücher bestärken diese Meinung. Wenn man in einem guten und vielbenutzten Lehrbuch der Neurologie, z. B. in dem von *Mumenthaler* [21] nachliest, so beginnt das Kapitel Gesichtsschmerzen mit der Aufzählung von Neuralgien des Gesichts; zuerst kommt die Trigeminusneuralgie und dann mehrere ausdrücklich als selten deklarierte Neuralgien verschiedener Haut- und Schleimhautnerven und schließlich folgen Syndrome, die aber offenbar, wie z. B. das Costen-Syndrom, auch sehr selten sind. Allerdings läßt *Mumenthaler* dieser Aufzählung einen Anhang über sogenannte atypische Gesichtsschmerzen folgen, und die letzten Sätze dieses Appendix lauten in der 4. Auflage seines Lehrbuches: „... aber meist trotzen die Beschwerden jeder Therapie und werden durch zahnärztliche und kieferchirurgische Eingriffe eher intensiviert. Vielfach eilen diese Patienten von Arzt zu Arzt und werden immer tiefgreifenderen Operationen unterworfen." Diese letzte Aussage kann aus Erfahrung bestätigt werden und es wird darauf noch zurückzukommen sein. Daß in diesem Lehrbuch eine solche Aussage erscheint, daß der Autor jenen Hinweis für der Rede wert hält, das ist als sein Verdienst herauszustellen. Es gibt wissenschaftliche Publikationen und weit umfangreichere Lehrbücher, welche sich auf die Aufzählung der Neuralgien beschränken, und so tun, als gäbe es das nicht, wovon hier gesprochen werden soll. Es ist aber, und zwar aufgrund klinischer Erfahrung, im Ernst die Frage zu stellen, ob die Wirklichkeit nicht ganz anders beschaffen ist, ob nicht vielleicht das, was im kleingedruckten, nahezu vernachlässigten Anhang steht, in Wirklichkeit viel häufiger und bedeutender ist als die Neuralgien und jene schönklingenden Syndrome. Zwar ist mit der Aufstellung des Arbeitsplanes zu unserem Forschungsprogramm nur ein ganz bestimmter Sektor der Wirklichkeit in den Blick gekommen, aber daß darin Neuralgien nicht in Erscheinung getreten sind, sollte doch zu denken geben.

Die Erfahrungen der nervenärztlichen Praxis geben aber auch unabhängig von diesem Programm Anlaß für die Vermutung, daß hier die Verhältnisse anders beschaffen sind als sie gewöhnlich dargestellt werden. *Willhöft* [39] ist in einer Dissertationsarbeit dieser Frage nachgegangen und hat untersucht, welche Diagnosen bei Patienten gestellt worden waren, die wegen Gesichtsschmerzen während eines Jahrzehnts in der Univ.-Nervenklinik Münster stationär behandelt wurden. Das Ergebnis ist einigermaßen überraschend für den, der sich in diesem Punkt ganz auf die Darstellung der Bücher verlassen hat: Bei Frauen wurden von vornherein Trigeminusneuralgien nicht häufiger diagnostiziert als „Prosopalgien", und unter diesem Begriff verbirgt sich eben das, was bislang in den Anhang des Neuralgie-Kapitels gepreßt worden ist. Bei Männern wurden Neuralgien zwar eindeutig häufiger diagnostiziert, sieht man aber die als neuralgisch diagnostizierten Fälle genauer an, so kommt sowohl bei Männern als auch bei Frauen so viel Atypisches zum Vorschein, daß auch hier der Anschein entstehen muß, in Wirklichkeit sei das Atypische typisch, oder jedenfalls doch weit häufiger und wichtiger als bislang angenommen.

Was – um alles in der Welt – soll sich hinter jenem Atypischen denn verbergen? Man muß zur Beantwortung dieser Frage versuchen, die Wirklichkeit selbst zu Gesicht zu bekommen, Bücherstudium oder Nachdenken am Schreibtisch hilft nicht weiter. Versuchen wir, die Wirklichkeit vermittels einer Krankengeschichte darzustellen:

Es handelt sich um eine Patientin, die bereits vor der zahnärztlich-prothetischen Versorgung dem Nervenarzt zur consiliarischen Untersuchung zugewiesen wurde, nachdem wir durch die Ergebnisse unseres gemeinsamen Arbeitsprogrammes Prothesenunverträglichkeit hellhörig geworden waren. Die Patientin hat also noch keine Prothese, trotzdem ist sie gerade deswegen im Kapitel Prothesenunverträglichkeitserscheinungen ein besonders zur Demonstration geeigneter Fall, weil ihre Beschwerden so sind, wie man sie von der Prothesenunverträglichkeit her kennt, und weil der Einwand, so etwas müsse durch Druck der Prothese oder durch Allergie zustandekommen, hier jedenfalls nicht vorgebracht werden kann.

Die jetzt 74jährige Patientin (Frau A. geb. 1900, Krbl. Nr. 28 037) klagt seit einem halben Jahr über starke Schmerzen im Kieferbereich. Die Schmerzen können nicht genau lokalisiert werden. Sie sind aufgetreten nach der Extraktion der noch im Unterkiefer verbliebenen Zähne zur Vorbereitung einer totalen prothetischen Versorgung. Zweimal bereits ist der entsprechende Bereich des Unterkiefers operativ revidiert worden. Beide Operationen hatten überhaupt keine Linderung der Beschwerden gebracht, eher war das Gegenteil der Fall. Die Patientin sagte:

„Seit Mai bin ich mit den Zähnen zugange. Am 19. November bin ich am Kiefer operiert, vor 14 Tagen bin ich nochmal beim Zahnarzt operiert. Aber immer noch diese Schmerzen! Im Sommer war das noch nicht so schlimm. Das wurde dann schlimmer. Die sitzen im Oberkiefer und im Unterkiefer, ganz weg sind sie nie, manchmal werden sie schlimmer."

Das ist eine merkwürdige Anamnese! Trotz zweimaliger operativer Behandlung immer noch Schmerzen, ja sogar Verstärkung der Schmerzen! Man glaubt dieser Patientin die Schmerzen, sie leidet offensichtlich. Das wird alles so still und ernst vorgetragen, daß man sich des Eindrucks großen Leides gar nicht entziehen kann. Die Erweiterung der Anamnese macht das Beschwerdebild allerdings noch rätselhafter. Auf die Frage, ob das alle Beschwerden und Schmerzen seien, von denen sie berichtet habe, antwortet die Kranke:
„Ich habe auch Rippenschmerzen, das ist seit Mai auch schlimmer. Das hatte ich früher auch schon mal. Da bin ich auch hier gewesen. Da hatte ich Schmerzen in der Dammgegend."

Tatsächlich ist die Kranke vor vier Jahren in der Univ.-Nervenklinik Münster mehrere Wochen behandelt worden. Aber schon bevor das Krankenblatt aus dem Archiv eingetroffen ist und bevor irgendetwas Weiteres unternommen wird, ist an diesem Punkt der Anamneseerhebung eines klar, daß es sich jedenfalls nicht um eine Neuralgie handelt. Auch die kühnste Lokalisations-Akrobatik wird es nicht zustande bringen, Schmerzen im Ober- und Unterkiefer, Rippenschmerzen und schließlich gar Schmerzen in der Dammgegend auf die Neuralgie eines Nerven zu beziehen. Trotzdem steht als vorläufige Eingangsdiagnose im Krankenblatt nichts anderes als „Neuralgien im Steißbeinbereich"! Die Patientin sei im Juli 1969 zum dritten Mal operiert worden, es habe sich um eine Scheidenplastik gehandelt, vier Wochen nach dieser Operation seien krampfartige Beschwerden aufgetreten, und eine deswegen im Oktober 1969 durchgeführte Hämorrhoidaloperation sei ganz erfolglos gewesen. Wegen der anhaltenden Schmerzen sei die Patientin immer wieder beim Gynäkologen, Orthopäden, Chirurgen und Internisten gewesen, zu allerletzt auch beim Nervenarzt, und der habe die Diagnose auf Depression gestellt und die Patientin in die Klinik eingewiesen. In der Klinik konnte man sich der Diagnose des niedergelassenen Nervenarztes zunächst nicht anschließen. Gegen Schluß der Behandlung schwenkte man dann aber doch auf dessen Stellungnahme um und behandelte medikamentös mit einem Antidepressivum. Das hat der Patientin zwar zunächst nicht erkennbar geholfen, aber zu Hause wurde sie dann doch beschwerdefrei und blieb es nahezu vier Jahre lang, bis sie dann wiederum erkrankte, dieses Mal mit sogenannten atypischen Gesichtsschmerzen. – Eine sonderbare Geschichte!

Man kann das Problem offenbar nicht auf die für den Diagnostiker bequeme Weise aus der Welt schaffen, indem man die Patientin für hysterisch und sich selbst für unzuständig erklärt. Hysterisch ist ohnehin ein Unbegriff, zu dem später noch etwas zu sagen sein wird; aber diese Patientin so zu bezeichnen, kommt einem auch nur mit einiger Erfahrung ausgestatteten Arzt überhaupt nicht in den Sinn. Wie bereits gesagt, wirkt alles so echt, was die Patientin sagt. Es ist eine ganz einfache, bescheidene, aber doch irgendwie feine Frau. Mit wenigen Fragen erfährt man über ihr Leben, daß sie sich brav hat durchschlagen müssen und sonst eigentlich nicht häufig krank gewesen ist.

„Ich hab' viel gearbeitet im Kriege", sagt sie, „daß die Kinder durchkamen. Mein Mann ist im Kriege vermißt. Ich hatte die alte Mutter noch bei mir. 1940 hatte ich eine Senkungsoperation, aber ich war nicht lange krank. 1950 bin ich zweimal deswegen operiert, aber das war nicht gut geworden. Dann war es wieder gut, bis es 1969 mit den Hämorrhoiden anfing. Und dann war es wieder gut, bis es jetzt mit den Zähnen anfing. 1970 war ich niedergeschlagen wegen der Schmerzen."

Seinerzeit hatte die Tochter der Patientin angegeben, daß die Mutter völlig verzweifelt sei und Selbstmordgedanken geäußert habe. Auch jetzt ist die Patientin depressiv, und sie gibt das auf vorsichtiges Befragen auch zu. Sie sagt:

„Manchmal ist es jetzt wohl auch, daß man keinen Mut mehr hat.

1970 war das ähnlich wie jetzt, aber schlimmer. Dann wurde es wieder ganz gut. Ich habe wieder viel gearbeitet im Haushalt."

Von den Patienten wird die Depressivität in solchen Fällen gewöhnlich auf die Schmerzen zurückgeführt. Abgesehen davon, daß es wider alle Erfahrung ist, daß ein fest im Leben stehender Mensch durch Schmerzen in der Damm- oder Kiefergegend zu Suicidgedanken gedrängt wird, weiß man aus der nervenärztlichen Praxis, daß Schmerzen, Suicidgedanken und Depressivität gewöhnlich gleichzeitig auftreten, daß also die Depressivität durchaus nicht sekundär durch Schmerzen veranlaßt wird.

Falls hiernach jemand immer noch behaupten möchte, das seien eben Neuralgien, oder doch atypische Gesichtsschmerzen, die durch Irritation des Thalamus bedingt sind, so müßte die Diskussion auf sehr grundlegende Fragen zurückgehen, wozu hier noch nicht die Gelegenheit ist. Der unvoreingenommene Beobachter wird aber nicht umhin können zu konstatieren, daß in einem sonst von Gesundheit und Tatkraft bestimmten Leben 1970 und 1974 wahrscheinlich auch 1950 Krankheitsphasen aufgetreten sind, die ebenso mit körperlichen wie seelischen Störungen einhergingen. Die körperlichen Beschwerden waren in sehr verschiedenen Regionen des Körpers lokalisiert worden, die seelischen Störungen bestanden immer in depressiver Verstimmung. Solche Leidenszustände sind in der Psychiatrie gut bekannt, sie haben den Namen „phasische Depression" oder auch „endogen phasische Depression". Da diese Depressionen sich hinter körperlichen Beschwerden verborgen halten wie hinter einer Maske, hat man sie auch „larvierte Depressionen" genannt.

Die ausführlichste Schilderung larvierter Depressionen in neuerer Zeit stammt von *Walcher* [36] und dieser Autor hat in seiner Monographie der zahnärztlichen Praxis sogar ein eigenes Kapitel gewidmet. Er beschreibt genau die Patienten, von denen wir hier eine kennengelernt haben.

In englischer Sprache hat *Lesse* in einem Sammelband mit dem Titel

„Masked Depression" eine bis in Detailfragen mit unseren Ergebnissen übereinstimmende Darstellung gegeben [8].

Was dort gesichert ist, beschreibt die Wirklichkeit genauer und wird ihr jedenfalls gerechter als der Versuch, alles, was hier vorgetragen wurde, in den Anhang des Neuralgie-Kapitels hineinzustopfen! Wissenschaft hängt wohl ganz wesentlich damit zusammen, Unterscheidungen treffen zu können, Unterscheidungen aufgrund genauer Kenntnis des Gegenstandes. Ohne *Mitberücksichtigung der Gesamtpersönlichkeit* unserer Kranken, ohne Betrachtung ihrer Biographie und Lebenssituation ist in solchen Fällen nicht auszukommen, es kann keine zutreffende Diagnose gestellt werden, und die Therapie ist ziel-, und wie noch darzustellen sein wird, oft auch heillos.

Am Schluß des Kapitels soll die Frage nach der Gemeinsamkeit der beiden Fächer Zahnheilkunde und Nervenheilkunde noch einmal gestellt werden. Wenn der Zahnarzt nur von Prothesen redet und der Nervenarzt nur von Neuralgien, allenfalls den Anhang des Neuralgie-Kapitels studiert hat, dann können sie nicht gut zusammenarbeiten, und die Patientin, deren Krankheitsgeschichte wir in diesem Kapitel kennengelernt haben, wird nicht gut beraten und nicht gut behandelt. Wenn aber der Patient – nicht der Zahnersatz, nicht der periphere Nerv oder allenfalls der Thalamus – wenn der kranke, leidende Mensch im Mittelpunkt unserer Betrachtungen steht, dann ist die Basis für eine Zusammenarbeit breit und tragfähig genug. Ohne eine Zusammenarbeit zwischen Zahnarzt und Nervenarzt geht es in solchen Fällen nicht!

3 Zur Notwendigkeit einer ganzheitlichen ärztlichen Betrachtungsweise

Der Fortschritt der Medizin brachte die Notwendigkeit der *Spezialisierung* mit sich, das ist ganz selbstverständlich. Fast ebenso selbstverständlich ist es uns aber heute schon, daß diese notwendige Spezialisierung in gewisser Weise auch von Übel ist. Viele, ja die meisten Ärzte spüren das, und im Gespräch mit Kollegen erfährt man oft, wie sehr sie unter dem Mangel leiden, infolge der Spezialisierung das Ganze der Medizin nicht mehr überschauen zu können. Allerdings hört man auch von einem Mangel, auf den viele Kollegen stolz zu sein scheinen. „Von Psyche verstehe ich rein gar nichts", sagen sie, und sprechen das nicht mit Bedauern aus, sondern in behäbiger Genugtuung. Das ist ein merkwürdiger Tatbestand! Aber diese Kollegen würden eben auch behaupten, das Psychische gehöre gar nicht in die Medizin hinein, schon gar nicht in die Zahnmedizin. Sie würden ganz ungläubig zuhören, wenn man ihnen sagte, daß in der rechtverstandenen Beachtung des Seelischen tatsächlich so etwas wie ein Weg gegeben ist zur Gewinnung einer Ganzheit in der ärztlichen Behandlung. Freilich wird es für uns alle unmöglich bleiben, auf allen Fachgebieten zu Haus zu sein, aber dennoch wäre hier ein Mittel, dem mit Recht beklagten Nachteil aller Spezialisierung wirksam zu begegnen.

Um diesem Gedanken Glaubwürdigkeit und Durchsetzungskraft zu verleihen, bedarf es allerdings einer eindrucksvollen Demonstration! Zurückhaltendes Argumentieren läuft hier Gefahr, für poetische Unverbindlichkeit genommen zu werden. Es ist jedoch leicht, aus der Consiliarpraxis Fälle zu demonstrieren, die genügend deutlich zeigen, wie – um es mit dem Dichterwort zu sagen – Vernunft Unsinn wird und Wohltat Plage, wenn man die Ganzheit des kranken Menschen nicht sieht oder nicht sehen will.

Frau B., geb. 1911, ist zur Zeit der Untersuchung 64 Jahre alt, auch sie kommt wie Frau A. vor der prothetischen Neuversorgung zum nervenärztlichen Consilium. Sie berichtet, daß sie seit vier Jahren

Kieferschmerzen habe, und zwar an einer Stelle im Oberkiefer, an welcher 1965 die oberen Schneidezähne „herausgeeitert" seien. Die damaligen Beschwerden seien aber nicht so schlimm gewesen wie die Schmerzen, welche dann vor vier Jahren, 1970, aufgetreten seien. Damals habe sie die erste Totalprothese bekommen. Sie sei damals von Zahnarzt zu Zahnarzt gelaufen, nichts habe geholfen. Schließlich sei sie am Oberkiefer operiert worden. Nun sei sie ganz entstellt. Nach dieser Operation sei es aber keinesfalls besser geworden. „Seither habe ich keine Stunde ohne Schmerzen", sagt die Patientin, „dann hat man gesagt, ich soll zum Nervenarzt".

Die Bilder sprechen auch ohne Kommentar eine deutliche Sprache. Das Gesicht ist tatsächlich entstellt und zwar schlimm! Der Alveolarfortsatz des Oberkiefers ist frontal entfernt worden (Abb. 7, 8, 9). Die Patientin gibt an, ihre Prothese nicht tragen zu können. Sie beißt daher mit den unteren Schneidezähnen in das Philtrum. Sie verbirgt meist Kinn und Mund durch ein Taschentuch. Wie Frau A. ist auch Frau B. eine schlichte, einfache, aber gerade darum glaubwürdig wirkende Frau. Sie war mit einem Handwerksmeister verheiratet, hat von der elterlichen Familie her einen gewissen Wohlstand in die Ehe gebracht, seit mehreren Jahren ist sie verwitwet. Ihre drei Kinder sind gut geraten, der Sohn hat studiert und nimmt eine leitende Stelle in einer Behörde ein. Fragt man Frau B. die gleichen, schon an Frau A. gerichteten Fragen, so erhält man nahezu die gleichen Auskünfte!

„Die Schmerzen sind immer noch da. Ich kann mich nicht mehr freuen mit den Kindern", sagt Frau B., und sie fährt fort: „Auch Schmerzen im Rücken und in der Wirbelsäule habe ich, das zieht bis in die Arme."

Eine ähnliche wie die jetzige Krankheitsphase hat Frau B. in den Jahren nach 1943 überstanden. Sie schildert das folgendermaßen:

„Nach einer Gallenoperation 1943 habe ich viel geweint, konnte mich nicht erholen. 1948 ging es wieder gut".

Die Verstümmelung der Patientin wäre wahrscheinlich unterblieben, wenn man vor der Operation diese simplen Fragen gestellt hätte. Es

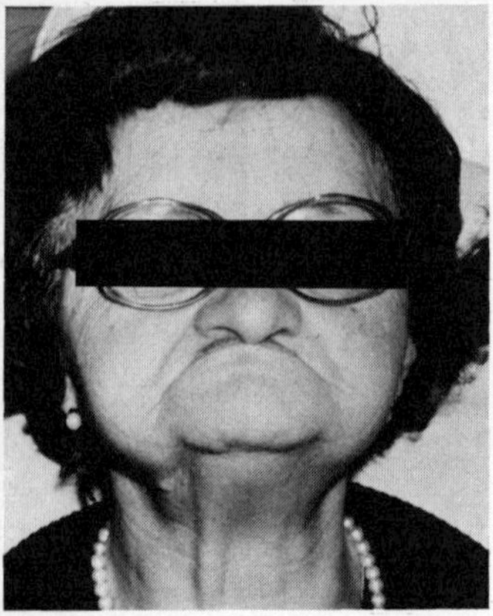

Abb. 7

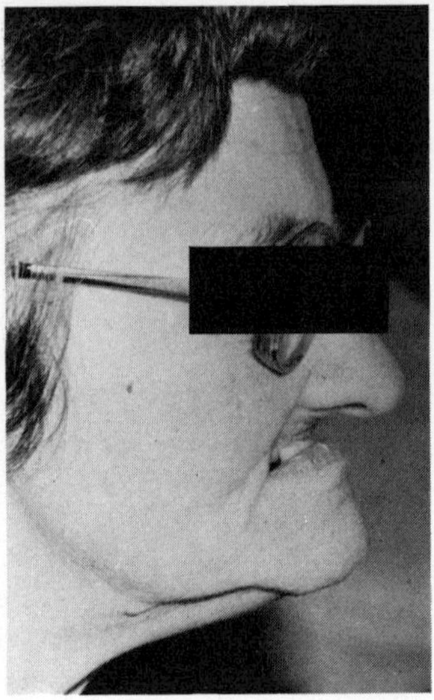

Abb. 8

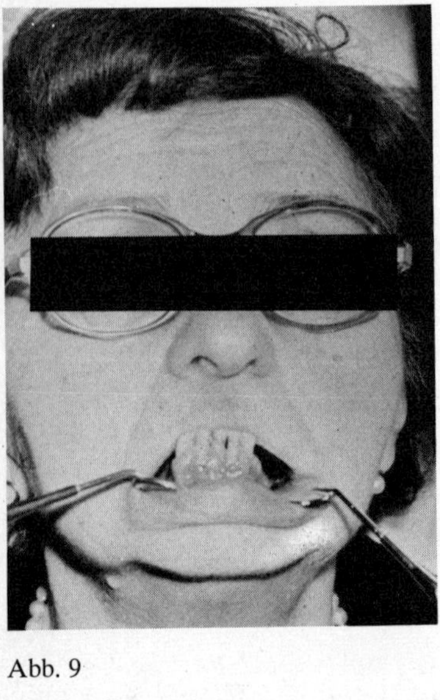

Abb. 9

Abb. 7–9: Frau B.
(Siehe Seite 42)

waren ja niemals allein streng lokalisierbar Schmerzen im Oberkiefer, worunter die Patientin litt, es kamen andere sehr diffus lokalisierte körperliche Symptome hinzu, und außerdem war und ist die Patientin depressiv verstimmt. Man kann es sehen und man kann es erfragen! Durch einige einfache Fragen, die freilich mit sehr viel Taktgefühl und behutsam zu stellen sind, erfährt man, daß die jüngste Tochter, mit deren Heirat die Patientin kaum noch gerechnet hatte, zur Zeit der Erstanfertigung der Prothese einen Mann kennenlernte. Aber das sei überhaupt nichts Rechtes gewesen. Das Verhältnis sei jetzt auch schon wieder auseinander. „Drei Jahre habe ich den Kummer gehabt und immer die Schmerzen", faßt Frau B. diese Angelegenheit zusammen. Wir werden auf dieses Zusammentreffen eines situativ-biographischen Ereignisses mit der prothetischen Versorgung noch zu sprechen kommen. Auch über die Wesensart solcher Patienten wird noch zu berichten sein. Frau B. charakterisiert sich selbst auf eine entsprechende Frage folgendermaßen: „Ich gewöhne mich schwer an etwas, aber dann laß' ich nicht davon los so leicht".

Die prothetische Versorgung dieser Patientin ist eine ganz ungewöhnlich schwierige Aufgabe. Zusätzlich zur Lösung dieser Aufgabe wurde eine antidepressive medikamentöse Behandlung verordnet. Wir haben die Patientin einige Tage klinisch beobachten können. Sie berichtete über deutliche Besserung ihrer seit Jahren bestehenden Beschwerden.

Der hier vorgestellte Fall ist nur dann eine Ausnahme, wenn man das monströse Resultat des operativen Eingriffs betrachtet, in gewisser Weise aber ist Frau B. durchaus kein Einzelfall. Schon in der Krankengeschichte von Frau A. hatten wir von vergeblichen und wiederholten operativen Eingriffen gehört und es könnten unschwer weitere Krankengeschichten diesem Bericht angefügt werden. Meist allerdings blieb es bei vergeblichen und unnützen *Neuanfertigungen von Prothesen,* welche dann wie die anderen, die der Patient vorher hatte, nicht getragen wurden, weil die Beschwerden sich nicht besserten. Aber auch bei einer solchen vergeblichen und unnützen Neuanfertigung von Prothesen werden Mittel verschwendet, und der

Patient wie auch der Zahnarzt sehen sich in ihren Hoffnungen auf Besserung der Beschwerden betrogen. Diese Aussage gilt auch für verändernde Maßnahmen an der bislang getragenen Prothese, wenn es sich um eine solche Unverträglichkeit handelt, von der hier die Rede ist.

Wie kommt es zu solchen Behandlungsversuchen chirurgischer oder prothetischer Art? Es ist ja nicht so, wie einige boshafte Journalisten das Publikum glauben machen wollen, daß nämlich Ärzte und Zahnärzte von Operationswut und Profitgier besessen seien, und daß daher die Polypragmasie komme! In den von uns untersuchten Fällen war ganz klar, daß man dem Patienten hatte helfen wollen. Man wollte ihn von seinem Leiden befreien. Frau A. und auch Frau B. hatten ja selbst immer wieder auf Behandlung gedrängt, sie waren ja von sich aus „von Arzt zu Arzt gelaufen", und beide litten offensichtlich auch an Beschwerden. Gewöhnlich haben solche Patienten zudem noch irgendeinen tatsächlich zu konstatierenden, lokalisierbaren Befund. Aber das ist in solchen Fällen ein Nebenbefund! Was ein Nebenbefund ist, kann man freilich nur entscheiden, wenn man das Ganze sieht. Man kann – wenn man das Ganze, d. h. den ganzen Menschen nicht sieht – wohl gar nicht auf die Idee kommen, daß es so etwas wie Haupt- und Nebensache gibt. Es ist aber unumgänglich, Nebenbefunde von der Hauptsache unterscheiden zu können, denn durch die Beseitigung des Nebenbefundes wird der gesamte Leidenszustand eben nicht behoben. Eher scheint es nach unseren Erfahrungen so zu sein, daß eine Verschlimmerung, eine Chronifizierung eintritt, wenn man Nebensachen behandelt wie eine Hauptsache. Vermittels unserer modernen, subtilen medizinisch-naturwissenschaftlichen Diagnostik vermögen wir außerordentlich viele Nebenbefunde zu erheben. Kein Mensch bleibt ohne irgendeinen außerhalb der Norm gelegenen Befund, wenn man solche Verfahren konsequent und lange genug anwendet!

Die eingangs gestellte Frage also, wie es zu solchen ganz unnützen Behandlungsversuchen komme, ist daher so zu beantworten, daß man Haupt- und Nebensache nicht unterschieden hatte. Nur bei Betrachtung des Ganzen wird der Nebenbefund als Nebensache erkannt. Dieses Ganze aber ist der Kranke, der leidende Mensch, der in die Praxis kommt. Es kommt ein Mensch, der aus Leib und Seele besteht; noch niemals ist ein peripherer Nerv oder ein isolierter Alveolarfortsatz zur Behandlung gekommen. Es hat also seinen ganz handfesten Sinn, wenn gesagt wird, daß der kranke Mensch, nicht der Zahnersatz oder irgendetwas anderes im Mittelpunkt des Interesses stehen muß.

Der besprochene Sachverhalt ist außerordentlich kompliziert und man muß hier wohl einem sich leicht einstellendem Mißverständnis sogleich entgegentreten. *Keinesfalls* ist hier gesagt, man solle es mit der somatisch-lokalen Diagnostik oder mit der Anwendung lokaltherapeutischer Maßnahmen nicht so genau nehmen. Exakte Diagnostik des Lokalbefundes und optimale prothetische Versorgung des Patienten sind selbstverständliche Voraussetzungen der hier geforderten ganzheitlichen Sicht. Keinesfalls darf die Annahme einer seelischen Störung des Patienten zum Alibi für nachlässige lokale Diagnostik oder für schlechte prothetische Arbeit werden. Es wäre fatal, wenn dieses Buch dem Vorschub leisten würde.

Die Ausführungen dieses Kapitels dürfen auch nicht in der Weise mißverstanden werden, als solle hier gesagt sein, die Prothese und die lokale Diagnostik seien eben stets Nebensachen. In der überwiegenden Mehrheit der zahnärztlich-prothetisch zu behandelnden Patienten ist beides unzweifelhaft die Hauptsache, nur bei jenen Problempatienten, von denen hier die Rede ist, verschieben sich die Relationen.

4 Mens sana in corpore sano?

Wie kommt es eigentlich, daß nicht wenige Ärzte stolz darauf sind, von Psychischem gar nichts zu verstehen? Das hat mehrere Gründe, die aber zusammenhängen. Es ist schwer, auf diesem Gebiet etwas Sicheres, Handfestes, Einleuchtendes auszumachen. Gerade darum aber treten dort Leute auf, die Unsicheres, Unsolides und Sensationelles anbieten; zum Teil sind diese Leute aus der Zunft der Psychiater, zum größeren Teil aber haben sie niemals irgendeine klinische, psychiatrische Erfahrung zu sammeln Gelegenheit gehabt. Eben weil dieses Gebiet noch so unübersichtlich ist, tummeln sie sich als Unberufene darauf und machen die Sache durch ihr törichtes Geschwätz noch schlimmer.

Das Grundübel liegt aber tiefer und hängt mit dem falschen Zitieren der Kapitelüberschrift zusammen! Obwohl wir so viele Philologen haben, die es besser wissen, zitiert man in lateinischer Sprache immer noch: mens sana in corpore sano! Man übersetzt das so: Nur in einem gesunden Körper kann ein gesunder Geist wohnen. Und damit erscheint die aus der zweiten Hälfte des vorigen Jahrhunderts stammende materialistische Auffassung vom Menschen vollauf legitimiert, daß die Seele etwas Sekundäres sei, etwas schließlich und endlich nur von körperlichen Vorgängen Abhängiges, was man deshalb in der ernsten Wissenschaft vernachlässigen könne. Ungenaues Zitieren ist das zunächst einmal! Einem Philologen vom Fach macht es gar keine besondere Mühe, herauszufinden, woher dieses Zitat stammt. Der Satiriker Juvenal hat im ersten nachchristlichen Jahrhundert noch ganz aus der antiken Tradition heraus seinen Zeitgenossen vorgehalten, daß Reichtum oder Schönheit sehr zweifelhafte Güter seien, und daß man die Götter besser nicht darum bitte. Wenn man schon zu den Göttern beten wolle, um etwas zu erbitten, dann: „Orandum est, ut sit mens sana in corpore sano". Man solle also um gesunden Geist im gesunden Körper bitten. Offenbar hat Juvenal es nicht für selbstverständlich gehalten, daß gesunder Geist immer mit gesundem Körper vergesellschaftet ist.

Die Psychiatrie wurde als besonderes medizinisches Fach zu Beginn des 19. Jahrhunderts geschaffen. In den ersten Jahrzehnten nach ihrer Begründung, woran übrigens französische und deutsche Ärzte den Hauptanteil hatten, wurde die Seele durchaus als selbständige Einheit betrachtet. Allmählich nur setzte sich die Auffassung durch, die Seele sei nur ein Epiphänomen.

Schon gegen 1850 wurde die Parole verkündet: „Geisteskrankheiten sind Gehirnkrankheiten!“ Man schreibt diesen Satz *Griesinger* zu, der ihn in seinem derzeit weit verbreiteten Lehrbuch der Geisteskrankheiten zwar nicht wörtlich, wohl aber sinngemäß vertreten hat. Die Schulpsychiatrie, jedenfalls die im deutschen Sprachraum, hat diese These hundert Jahre lang nahezu einstimmig verkündet. Tatsächlich ließen sich auch einige seelische Störungen als wesentlich durch Hirnkrankheit verursacht identifizieren, die schwersten und häufigsten seelischen Krankheiten, die sogenannten endogenen Psychosen aber, um nur ein Beispiel zu nennen, blieben ein Rätsel, weil man eben keinen, jedenfalls keinen belangvollen Hirnbefund erheben konnte. Daß dieses offenkundige Versagen der Schulpsychiatrie die Außenseiter auf den Plan gerufen hat, ist ebenfalls leicht einzusehen, denn die seelischen Störungen liegen viel zu zentral, als daß man sie unbeachtet hätte liegen lassen können.

So ist es gekommen, daß auf dem Gebiet der seelischen Störungen – wie man zu sagen pflegt – mit halben Wahrheiten gegen halbe Lügen gestritten wird. So kam es zu einem ärgerlichen Wust von Plattheiten, abstrusen Behauptungen und klinischen Beobachtungen. Kein Wunder, daß viele Kollegen sich dafür nicht interessieren und sich indigniert abwenden! Man möchte es ihnen gleichtun! Wenn nicht Frau A. und Frau B. und alle unsere Patienten in eben dieses Gebiet hineingehörten, in welchem jenes bedauerliche Tohuwabohu die Szenerie beherrscht! Der Patienten wegen muß man sich damit befassen!

Nun kann dieses Befassen, die Beschäftigung mit dem Sachverhalt, nicht im Zitieren lateinischer Schriftsteller bestehen. Aber ganz im Gegensatz zum biologisch-naturwissenschaftlichen Gebiet der Medizin muß man im Bereich der seelischen Störungen zunächst einmal Vorurteile wegzuräumen versuchen, bevor man an die Arbeit gehen kann. Und es ist tatsächlich nichts als ein Vorurteil, daß dem Seelischen keine Eigengesetzlichkeit zukomme. Daß das Hirn Fundament des Seelischen ist, wird niemand bestreiten, aber die uneingestandene und gerade darum so gefährliche Hypothese, daß Seelisches dem Körperlichen Punkt für Punkt zugeordnet sei, läßt sich klinisch-empirisch widerlegen. Es ist hier nicht der Ort für eine ausführliche Darstellung der Problemlage; zur Erschütterung eines Vorurteils, welches eine solche ausschließende, apodiktische Behauptung ausspricht, genügt die Widerlegung in wenigen, streng genommen in einem einzigen Problembereich.

Es hat sich erwiesen, daß z.B. die seelischen Folgen der Kohlenmonoxidvergiftung nicht auf bestimmte punktuell abgrenzbare Strukturen des Hirns zu beziehen sind [27]. Die psychopathologische Untersuchung von Erwachsenen mit exzessivem Hydrocephalus internus zeigt eine verblüffende Diskrepanz zwischen dem ventrikulographisch nachweisbaren Substanzschwund des Hirns und dem erstaunlich ungestörten Seelenleben der Patienten [4]. Es läßt sich jedoch klinisch-empirisch nicht nur eine Diskrepanz zwischen somatischem und psychopathologischem Befund nachweisen, es lassen sich darüber hinaus andere nicht-biologische Faktoren aufzeigen, welche Gestalt und Verlauf der seelischen Krankheiten wesentlich beeinflussen. Das ist durch Mitarbeiter des psychopathologischen Arbeitskreises um *Pauleikhoff,* welchem der Verfasser seit vielen Jahren angehört, an Wochenbettspsychosen ausgeführt worden [24, 15]; die psychopathologische Betrachtung der Parkinsonschen Krankheit [17] und der Korsakow-Psychose [14] lieferte weitere positive Befunde, welche alle als Beweise der Eigenständigkeit und der Eigengesetzlichkeit des Seelischen gelten müssen. Wir können als Ärzte auf eine biologisch-naturwissenschaftliche Ausbildung, Denk- und Arbeitsweise nicht verzichten, wenn wir aber den kranken, leidenden Menschen als Ganzheit behandeln, so ist auch die Anerkennung seelischer Gesetzlichkeit unverzichtbar.

Wir sind unversehens, aber nicht ohne Konsequenz in ein Gebiet geraten, welches in der Wissenschaftsgeschichte vornehmlich von den Philosophen bearbeitet worden ist. Es tritt uns das psychophysische Problem entgegen.

Leichtfertig haben wir uns nicht in seine Nähe begeben, wir sind vielmehr zu dieser Exkursion gezwungen worden. Erstens sind wir gezwungen dadurch, daß die Beschäftigung mit der Gesamtheit des Menschen unweigerlich in solche Bereiche führt, und der zweite zwingende Grund liegt in der allzu schnell uns entgegengehaltenen Diskussionsbemerkung, z.B. zur Falldarstellung der Patientin Frau A., daß es sich doch letzlich um thalamogene, vom Hirn ausgehende Schmerzzustände handele. Gegen die Annahme eines thalamischen Ursprungs der Schmerzzustände unserer Patientin wäre ja nicht das geringste einzuwenden, wenn man einen belangvollen Befund im Hirn nachweisen könnte, und wenn man nicht durch diese gewöhnlich vorschnell und siegessicher vorgetragene Diskussionsbemerkung beabsichtigte, die Beschäftigung mit der Persönlichkeit, der Situation und Biographie der Kranken hinwegzufegen (die Siegessicherheit des Diskussionsredners hängt übrigens in den meisten Fällen wiederum mit dem falschen Zitieren zusammen).

Wenn man über den ganzen Menschen, nicht also über einen isolierten Alveolarfortsatz nachdenkt, so kommt man in die Nähe des *psychophysischen Problems,* und es ist gut, wenn man das weiß. Schlimm ist, daß die weitaus meisten Stellungnahmen zum leidenden oder verhaltensgestörten Menschen in Unkenntnis der Problemlage abgegeben werden und gerade aus dieser Unkenntnis ihre Sicherheit beziehen. Das psychophysische Problem, d.h. die Frage, wie Seelisches mit Körperlichem zusammenhängt oder aus ihm hervorgeht, diese Frage wird in der Tradition der Philosophie für eine Aporie gehalten, d.h. für eine Frage, die der denkende Mensch sich zwar stellen müsse, für deren Lösung er aber keinen Weg zur Verfügung habe. Es gibt große, im biologisch-naturwissenschaftlichen Bereich berühmt gewordene Ärzte, die dieser Auffassung voll und ganz zugestimmt haben. *Emil du Bois-Reymond* [2], der Berliner Physiologe, hat in einem 1872 gehaltenen Vortrag mit dem Titel: „Über die

Grenzen des Naturerkennens“ seine Stellungnahme in der Formel ausgesprochen: „ignoramus“, wir wissen es nicht! Bis heute ist diese Aussage zutreffend, und es sieht ganz so aus, als würde *du Bois-Reymond* auch mit seiner zweiten Formulierung Recht behalten: „ignorabimus“, wir werden es auch in Zukunft nicht wissen!

Da wir uns in diesem Kapitel nun schon solch allgemeinen und philosophischen Fragen zugewandt haben, sei es auch noch gestattet, einige Gedanken zur Frage der Wissenschaftlichkeit psychopathologischer Untersuchung und Beschreibung auszuführen. Auch das erfolgt nicht mutwillig sondern notgedrungen. Wenn man nämlich von Ganzheit des Menschen, von seiner Persönlichkeit, seiner Situation und Lebensgeschichte spricht, so muß man auch heute noch des Einwands gewärtig sein, daß es sich dabei doch wohl um etwas Dichterisches handele, nicht aber um etwas Wissenschaftliches. „Dichterisch“ wäre ja vielleicht gar keine schlechte Vokabel, aber gemeint oder auch explizit gesagt ist: poetisch-unverbindlich, etwas, das man so oder auch anders sagen kann, dessen Gegenteil genau so wahr oder falsch ist. Und damit soll einer psychopathologischen Aussage das Fundament entzogen werden, und tatsächlich hat dieser Einwand in der Diskussion der vergangenen Jahrzehnte gewöhnlich auch solche Wirkung gehabt. Also sei die Frage gestattet, was denn eigentlich unter Wissenschaft und wissenschaftlich verstanden werden soll. Daß das bloße Aussprechen von Wörtern wie „Thalamus“, „biochemisch“ oder dergleichen schon voll und ganz genügt, um Wissenschaftlichkeit zu erreichen, wird ja wohl niemand im Ernst behaupten wollen. Gibt es also ein Kriterium der Wissenschaftlichkeit? Auf diese Frage werden viele Ärzte antworten, das sei die Mathematisierbarkeit der Aussage, die Möglichkeit, das Beschriebene auf Zahlen und deren Verbindung zurückzuführen. Dabei könnten sie sich auf *Kant* berufen, der so etwas formulierte, und tatsächlich hat sich dieser Begriff von Wissenschaftlichkeit seit *Kant* immer mehr durchgesetzt. Man nimmt in Kauf, daß z. B. die Anatomie dann keine Wissenschaft ist; die zahnärztliche Prothetik, insofern sie sich mit Formen, Gestaltungen und Strukturen befaßt, wäre dann übrigens auch keine Wissenschaft. Es ist außerordentlich merkwürdig und wissenschaftsgeschichtlich sehr lehrreich, daß kaum einer der betroffenen Wissenschaftler sich gegen diese Verkehrtheit auszusprechen gewagt hat.

Es ist das Verdienst von *K. Lorenz,* auf das Unsachgemäße eines solchen reduktionistischen Wissenschaftsbegriffs hingewiesen zu haben [9]. Das Kriterium der Wissenschaftlichkeit kann nur in der Sachbezogenheit des Vorgehens liegen, wobei anzumerken ist, daß jede Sache eben ihre eigene Art des Vorgehens, der Methode erfordert. Völlig „unwissenschaftlich" ausgedrückt ist der Sachverhalt also folgendermaßen: Mit Speck fängt man Mäuse, aber keine Schmetterlinge! Ist nun aber die mit Speck arbeitende Methode für die allein wissenschaftliche erklärt, so gibt es von da an nur dreierlei Möglichkeiten: entweder man verzichtet darauf, Schmetterlinge zu fangen oder, wenn man das nicht will, verzichtet man auf die Annehmlichkeit „wissenschaftlich" genannt zu werden, oder schließlich man bemüht sich sowohl um wirksame Methoden des Schmetterlingfangens als auch um einen anderen, dem Sachverhalt gerecht werdenden Sprachgebrauch. Es sei mir erlassen, dieses ein wenig alberne Exempel nun noch ins Ernsthafte übersetzen zu müssen.

Dieses Kapitel, in welchem klinikferne Probleme notwendigerweise zu erörtern sind, kann nicht abgeschlossen werden, ohne eine Auseinandersetzung mit den *Ideologen.* Denn sie waren auch gemeint, als anfangs gesagt wurde, daß durch törichtes Geschwätz die ohnehin schwer überschaubare Lage auf dem Gebiet seelischer Störungen zusätzlich verunklärt wird. Dem Ideologen und leider auch vielen arglosen Mitbürgern, die deren Parolen übernehmen, scheint es völlig klar, wie seelische Störungen zustande kommen. Sie sind nicht geplagt durch die Auseinandersetzung mit solch bürgerlichen Relikten wie: mens sana in corpore sano. Allen ideologisch bestimmten Behauptungen ist jedoch entgegenzuhalten, daß trotz intensiver psychiatrischer Forschung Ätiologie und Pathogenese der seelischen Krankheiten durchaus nicht so klar sind, wie es behauptet wird. Es ist empirisch gar nicht zu belegen, daß allein unsere „repressive Gesellschaftsstruktur" die Patienten depressiv und psychosomatisch krank mache. Das aber, was wir an gesichertem Wissen besitzen, spricht gegen eine solche pauschale Aussage. Die psychiatrische Forschung wird durch ideologische Beeinflussung nicht gefördert, sondern stark gehemmt. Leider ist die Psychiatrie ideologischen Angriffen deswegen mehr ausgesetzt als andere medizinische Disziplinen, weil sie sich von vorherein dem ganzen Menschen zuwendet, welcher aber gerade von totalitären Ideologien ebenfalls in seiner Gesamtheit in Anspruch genommen wird. Eine sachliche Diskussion ist mit Ideologen nicht möglich. Die Ideologen wissen es nämlich schon vor der Diskussion, wie es sein muß. Die Wissenschaft aber hat es mit der Wahrheit zu tun, sie stellt die Frage, wie es sich denn in Wahrheit verhält. Es ist dem Verfasser als Hochschullehrer gut bekannt, daß diese schlichte Aussage heute gewöhnlich mit höhnischem Gelächter quitiert wird. Schon vor mehr als zweitausend Jahren haben die Ideologen sophistische Tricks erfunden, um dieses naive Streben nach Wahrheit lächerlich zu machen. Die spöttisch-überlegen oder auch resignierend ausgesprochene Pilatusfrage: „Was ist Wahrheit?“ ist zur Zeit an unseren Universitäten wieder hochaktuell. Aber im Bereich der Medizin und Zahnmedizin sollte, um der Patienten willen, noch am ehesten die Notwendigkeit einer sachlichen, die Wahrheit suchenden wissenschaftlichen Diskussion gesehen werden. Und innerhalb einer solchen Diskussion kann man sich von der Schulpsychiatrie darüber belehren lassen, daß sie in den 180 Jahren ihres Bestehens als Wissenschaft unter den allerverschiedensten Gesellschaftsstrukturen die gleichen seelischen Störungen beobachtet und beschrieben hat. Und das ist schließlich doch ein weiteres starkes Argument dafür, daß es seelische Eigengesetzlichkeit gibt.

Die transkulturelle Psychiatrie hat beim Studium der auf fernen Kontinenten unter sehr verschiedenen soziokulturellen Bedingungen entstandenen seelischen Störungen im wesentlichen identische Krankheitsbilder gefunden. Auch das ist ein Beweis für das Bestehen einer Eigengesetzlichkeit seelischer Krankheiten. Diese müssen in empirischer Forschung entdeckt werden, ideologische Polemik hilft dabei nicht.

5 Über Häufigkeit und Bedeutung unserer Problempatienten

Ohne Zweifel sind die meisten prothetischen Probleme vermittels moderner Registrier- und Abformungsmethoden, vermittels moderner Materialien sowie unter Berücksichtigung der anatomischen und physiologischen Gegebenheiten von der zahnärztlichen Prothetik selbst zu lösen. Wie häufig die Problempatienten sind, die trotz optimalen Zahnersatzes klagen, das ist heute noch schwer abzuschätzen. Es ist *E. Körber* [7] einzuräumen, daß die Gruppe unserer Problempatienten wahrscheinlich doch nicht sehr groß sei, wenn man die Gesamtheit aller prothetisch versorgten Patienten als Vergleichsmaßstab nimmt. Allerdings ist diesem prinzipiell richtigen Einwand zweierlei zu entgegnen: erstens hat man bislang noch zu wenig auf solche Patienten geachtet – wenn man sie diagnostizieren gelernt hat, wird man vielleicht mehr davon zählen als bisher –, und zweitens sind die Leiden dieser Patienten, mögen sie nun einer großen oder einer kleinen Gruppe angehören, so schwerwiegend, und die daraus entstehende Inanspruchnahme von Zahnärzten und Ärzten ist so belastend, daß allein aus diesem Grunde gesteigertes ärztliches und wissenschaftliches Interesse in Zukunft dringend notwendig ist. Diese Patienten werden leicht zu dem, was man Crux medicorum nennt, und das ist nicht nur bei uns zu Lande so.

Lesse [8], ein in New York tätiger Psychiater, schreibt in seinem 1974 erschienenen Buch im Hinblick auf diese Patienten: „The dentist, who was usually the first person to he consulted, was plagued by repeated visits and telephon calls." Das wird jeder Zahnarzt, der Erfahrung mit solchen Patienten zu sammeln Gelegenheit hatte, bestätigen können. Die Übereinstimmung mit *W. Walcher,* der in Graz arbeitet, ist schon erwähnt worden [36]. In einem 1975 mit *E. Spiechowicz,* dem Leiter der prothetischen Abteilung der Univ.-Zahnklinik Warschau, geführten Gespräch [33] stellte sich sehr schnell heraus, daß unsere Problempatienten auch in Warschau wohlbekannt sind, also wäre hier neben Graz, New York und Münster eine weitere Stadt aufgefunden, in der es das gibt, wovon wir hier reden, und die Vermutung liegt nahe, daß diese Patienten auch an vielen anderen Orten zu zählen wären, wenn man sie dort diagnostizierte.

Im Kapitel über die Notwendigkeit einer *ganzheitlichen* ärztlichen Betrachtungsweise ist anhand einer Falldarstellung gezeigt worden, was geschehen kann, wenn die hier abgehandelten nervenärztlichen Aspekte der Prothesenunverträglichkeit überhaupt nicht in den Kreis der differentialdiagnostischen und therapeutischen Überlegungen hineingenommen werden. Es ist unsere und auch die Auffassung von *Lesse,* daß die Polypragmasie in jedem Falle schädlich und chronifizierend wirkt, auch wenn es nicht zu solch monströsen Auswirkungen kommt wie im Falle unserer Patientin Frau B. Man muß zugeben, daß wir diese Auffassung noch nicht methodisch exakt beweisen können, aber man kann viele unserer Krankengeschichten kaum anders deuten.

Es soll hier nur noch kurz auf einen weiteren Gesichtspunkt zur Bedeutung nervenärztlicher Aspekte der Prothesenunverträglichkeit hingewiesen werden. Gemeint ist die nicht unerhebliche *wirtschaftliche Belastung,* die unseren Patienten bzw. durch unsere Patienten entsteht. *Lesse* kennt auch dieses Problem, er schreibt: „These patients literally spent all of their money on dentists and physicians". Wobei zu berücksichtigen ist, daß die Verhältnisse in den USA anders sind als bei uns; aber es macht ja wohl keinen prinzipiellen Unterschied, ob das private Vermögen eines Patienten oder das einer Allgemeinheit z.B. durch mehrfache unnütze Neuanfertigung von Zahnersatz strapaziert wird. Wir haben Patientinnen kennengelernt, die mehrere Prothesen in der Handtasche, aber keine im Munde hatten.

Die große Mehrheit unserer Problempatienten ist *weiblichen* Geschlechts. Dieser ganz und gar nicht selbstverständliche Tatbestand stellte sich schon nach Abschluß unseres interdisziplinären Forschungsprogramms heraus. Nur 11 unserer 66 Patienten waren Männer! Beim Schreiben dieser Zeilen beträgt die Zahl der vom Verfasser wegen Prothesenunverträglichkeit nervenärztlich betreuten, zum Teil katamnestisch beobachteten Patienten 130. Es sind 20 (~15%) Männer und 110 (~85%) Frauen! Auch bei *Lesse* kann man diese ungleiche Beteiligung der beiden Geschlechter bestätigt finden, 91% der Kerngruppe seiner Patienten sind Frauen (Tab. 4).

Tabelle 4. Aufzählung aller wegen psychogener Protheseunverträglichkeit psychiatrisch betreuter Patienten
(Zahlenstand bei Abschluß des Manuskripts)

Gesamtzahl der Patienten:	130	
davon waren Frauen:	110	(~ 85%)
davon waren Männer:	20	(~ 15%)
Nach differentialdiagnostischen Gesichtspunkten wurde die Gesamtzahl der Patienten aufgeteilt in:		
phasische und chronische Depressionen:	74	(~ 57%)
abnorme Persönlichkeitsentwicklungen:	27	(~ 21%)
abnorme Erlebnisreaktionen:	25	(~ 19%)
Gruppe der Schizophrenien:	4	(~ 3%)

Unsere Auswahl der Patienten ist offenbar etwas anders als die von *Lesse.* Bei uns ging es zunächst nur um *Prothesenunverträglichkeit,* wogegen *Lesse* von vornherein sein Interesse auf die sogenannten *atypischen Gesichtsschmerzen* gerichtet hatte. Es konnte auch bei uns nicht ausbleiben, daß nach Abschluß unseres interdisziplinären Forschungsprogrammes Patientinnen wie Frau A. zu untersuchen und zu beraten waren, es kamen zusätzlich Patienten mit *Okklusionsstörungen,* Patienten, die wegen überschießender *Angstreaktionen* bei der zahnärztlichen Behandlung auffielen und Patienten mit *extrapyramidal-motorischen Störungen.* Das Merkmal der atypischen Gesichtsschmerzen spielte also auch bei uns eine gewisse Rolle, aber im Vordergrund standen und stehen die Patienten mit Prothesenunverträglichkeit, und die angegebenen Zahlen beziehen sich auch nur auf diese Patienten. Die verschiedenen Gruppen der anderen eben genannten Patienten wurden gesondert gezählt, sie werden hier nicht publiziert, sondern sind späteren gesonderten Veröffentlichungen vorbehalten.

Ein noch weitaus bedeutenderer Unterschied zur Untersuchung von *Lesse* besteht in der Verschiedenheit der nosologischen Konzepte.

Lesse hat sein Buch „Masked Depression“ genannt, aber bei uns wird zwischen dem Symptom „depressiv“ und einer Krankheit „phasische Depression“ unterschieden. Hier zeigt sich eine wesentliche Differenz zwischen der deutschsprachigen Schulpsychiatrie und der Psychiatrie in den USA.

Es handelt sich bei diesen diagnostischen Unterscheidungen keineswegs um sogenannte akademische Feinheiten, die zu keiner Entscheidung führen; vielmehr ist mit der Differentialdiagnose auch eine verschiedene Prognose ausgesprochen und das ist ein für die Therapie unentbehrlicher Gesichtspunkt.

Die größte nach differentialdiagnostischen Kriterien zusammengefaßte Untergruppe aller unserer Patienten bestand aus 74 (~57%) Kranken mit der Diagnose *Depression.* Davon waren 4 (~5%) Männer, alle anderen waren Frauen. Es wird in der psychiatrischen Literatur übereinstimmend berichtet, daß Depressionen bei Frauen häufiger sind als bei Männern, ein so extremer Unterschied ist jedoch bei phasischen Depressionen anderer Manifestationsart bislang noch nicht mitgeteilt worden. Jedoch auch in den anderen differentialdiagnostisch zusammengefaßten Untergruppen waren Frauen häufiger anzutreffen; man muß also wohl annehmen, daß im weiblichen Geschlecht eine in ihrer Genese uns bislang noch unbekannte Affinität liegt, mit Prothesenunverträglichkeit und atypischen Gesichtsschmerzen zu reagieren. In den drei anderen diagnostischen Untergruppen war die ungleiche Verteilung der Geschlechter allerdings nicht so extrem, die Zahl der Männer in diesen Gruppen blieb nur gering hinter der der Frauen zurück. Bei diesen weiteren diagnostischen Untergruppen handelte es sich um 27 (~21%) *abnorme Persönlichkeitsentwicklungen,* um 25 (~19%) *abnorme Erlebnisreaktionen* und um einige wenige, nämlich 4 (~3%) *Psychosen aus der Gruppe der Schizophrenien.* Der Zahnarzt wird die Differentialdiagnose aller dieser Patienten, die im weitesten Sinne als psychosomatisch Kranke bezeichnet werden könnten, zwar nicht allein vornehmen, er wird sich darin immer auf die Hilfe eines Nervenarztes verlassen müssen, dennoch ist es sinnvoll und notwendig, alle diese Untergruppen in den folgenden Kapiteln vorzustellen, um den Blick für diese sogenannten psychosomatischen Leiden insgesamt zu schärfen und um Verständnis für die Besonderheiten jeder Untergruppe unserer Problempatienten zu erwecken.

Eine wesentliche Bedingung für das Verständnis psychosomatischer Leiden ist die Erkenntnis, daß es auch auf diesem Gebiet der Medizin nur empirisch und kritisch zugehen kann. Ohne klinische Erfahrungen ist hier kein Fortschritt zu erzielen. Spekulationen, wie es sein könnte, sind gerade auf diesem Gebiet völlig fehl am Platze.

Eine dieser *Spekulationen* besteht in der unbewiesenen Behauptung, es sei die bewußte oder unbewußte Ablehnung herausnehmbaren Zahnersatzes, der die psychosomatischen Beschwerden auf irgendeine Weise bewirke; festsitzender Zahnersatz könne so etwas nicht hervorrufen. Es läßt sich auf Grund unserer Erfahrungen feststellen, daß das nicht oder jedenfalls nicht vorwiegend und offenkundig der Fall ist. Wir wollen hier aber noch gar nicht in die schwierige Diskussion der Pathogenese psychosomatischer Symptome eintreten, es geht hier vorerst nur um die Bedeutung nervenärztlicher Aspekte bei Prothesenunverträglichkeit; es würde jedoch ein völlig falsches Bild entstehen, wenn man auf Grund von Spekulationen glaubte, derartige Unverträglichkeitserscheinungen könne es bei festsitzendem Zahnersatz nicht geben. Die meisten unserer Patienten hatten zwar einen totalen herausnehmbaren Zahnersatz, aber wir haben Prothesenunverträglichkeit auch nach Eingliederung von Brücken, ja sogar bei Kronen gesehen. Als Beweis dieser Aussage sei hier eine weitere Krankengeschichte vorgestellt, worin als einziger Zahnersatz nur eine Gußkrone eine gewisse Rolle spielt. Man kann aber auch sonst noch vielerlei aus dieser Krankengeschichte lernen.

Frau C., geb. 1921, wurde uns 1974 zur nervenärztlichen Beratung zugewiesen, nachdem vielerlei vergebliche Behandlungsversuche vorgenommen worden waren. Frau C. berichtet: „Am 3. Februar 1972 ging ein Schneiden hoch zwischen dem 3er und dem 4er." Das ist wörtlich mitgeschrieben! Frau C. hat nicht nur einige zahnärztliche Vokabeln gelernt, sie versteht sie, vermittels ihrer guten Intelligenz, auch richtig anzuwenden. Auf die Verwendung zahnärztlicher Bezeichnungen in perfekter Weise durch Patienten mit sogenannten atypischen Gesichtsschmerzen weist auch *Lesse* [8] hin. Frau C. fährt fort:

„Am nächsten Tag setzten die Schmerzen mittags ein. Ich kam in die Zahnklinik nach X. Man dachte an eine Trigeminusneuralgie und hat gespritzt und Judolor verordnet, aber es wurde immer schlimmer. Ich habe abgenommen. Es war wie ein völliger Zusammenbruch! Am 10. April wurde operiert. Am gleichen Tag abends hatte ich das Gefühl, als ob die 8er-Krone voll Blut gelaufen war. Ab Sonnabend zog es durch die Wange. Die Beschwerden wurden immer schlimmer. Es wurden später Behandlungen nach der Huneke-Therapie durchgeführt. Später kam auch die rechte Seite dazu. Die rechte Seite brannte und die linke schnitt!"

Spätestens jetzt dürfte allein auf Grund der Beschwerdeschilderung eines völlig klar sein, daß es sich nämlich ganz gewiß nicht um eine Trigeminusneuralgie handelte.

„Das Schneiden kam nur beim Zurücklegen des Kopfes", sagte Frau C., „das Brennen war immer da. Abends wird es am heftigsten. Seit Dr. X. die 8er-Krone heruntergenommen hat, ist das Schneiden weg."

Laut Bericht des Kollegen waren aber völlig regelrechte Verhältnisse an Krone und Zahn aufgefunden worden. Im Sommer bis Winter 1972 wurde die Patientin erfolglos mit einem Medikament unter der Diagnose Trigeminusneuralgie behandelt. Im Febraur 1973 wurde in mehreren Sitzungen Akupunktur durchgeführt. Dieses und andere Verfahren der Außenseiter-Medizin tauchten in den Anamnesen unserer Patienten ungewöhnlich oft auf. Es ist in diesem und in allen anderen von uns beobachteten Fällen dazu zu sagen: „Es hilft nicht!"

Von dem weit weg wohnendem Therapeuten kam die Patientin in eine chirurgische Klinik, damit der Nervus trigeminus operiert werde. Der aufmerksame Leser fragt sich: „Welcher denn wohl? Welche Seite und welcher Ast?" Glücklicherweise hat man sich in der chirurgischen Klinik dieselben Fragen gestellt und überwies die Patientin zur diagnostischen Klärung in die Univ.-Zahn-, Mund- und Kieferklinik in Münster. Beim nervenärztlichen Consilium ließ sich durch wenige Fragen herausfinden, daß die Patientin durchaus nicht nur Schmerzen in der Mundhöhle und im Gesicht hatte, sie hatte das ja selbst schon angedeutet. Sie gab zu, daß sie von Anfang an bedrückt, deprimiert gewesen sei, daß sie ihre Arbeit nicht mehr habe schaffen können. Frau C. sagte:

„Ich konnte die Hausarbeit nicht mehr schaffen, das war schlimm. Ich war so unsicher, so völlig darnieder".

Diese seelischen Beschwerden hatten *gleichzeitig* mit den körperlichen eingesetzt und waren nicht etwa als Folge der körperlichen Beschwerden entstanden. Das Ganze ist um so bemerkenswerter, als die Patientin früher völlig gesund gewesen ist. Sie hat zwei Kinder geboren und aufgezogen. Frau C. sagte:

„Früher war ich sehr sportlich und aktiv, ich habe viel mit den Kindern gesungen und geschwommen."

Der die Patientin begleitende Ehemann bestätigt das und fügt hinzu, daß es der Frau in den letzten Tagen wohl doch besser gehe. Die Schulpsychiatrie hat für diesen Befund und Verlauf eine Diagnose bereit, nämlich die Diagnose einer phasischen endogenen Depression, die wir nun bereits bei den beiden Patientinnen A. und B. kennengelernt haben. Mit dieser Diagnose ist eine günstige Prognose verbunden. Es schien ratsam, die hier wohl schon eingetretene Wendung zum Besseren durch psychotherapeutische Beratung und zusätzliche medikamentöse antidepressive Therapie zu unterstützen.

Ein weiterer trotz der Länge der Ausführungen darzustellender Fall von Prothesenunverträglichkeit bei festsitzendem partiellen Zahnersatz weist auf eine andere bislang noch nicht vorgezeigte Facette der Sache hin. Leider muß man befürchten, daß gerade dieser Aspekt der Prothesenunverträglichkeit in Zukunft eher noch an Bedeutung zunehmen wird. Der Nervenarzt war hier nicht als Consiliarius, sondern als Sachverständiger zur Erstellung eines gerichtlichen Zusatzgutachtens herangezogen worden. Es dürfte also angebracht sein, dieses Zusatzgutachten nur geringfügig gekürzt und verändert wiederzugeben, um auf die *forensische Bedeutung* der nervenärztlichen Beurteilung von Prothesenunverträglichkeit aufmerksam zu machen. Das Gutachten über Frau D. wird in Kapitel 13, Seite 118 als Anhang hinzugefügt.

Der Autor hofft, nicht oft in der Rolle des nervenärztlichen Zusatzgutachters auftreten zu müssen, denn es dürfte einleuchten, daß in einem solchen Falle die seelische Fixierung der Patientin auf ihre Beschwerden so stark ist, daß man ihr ärztlich-psychotherapeutisch kaum helfen kann, jedenfalls nicht während einer gerichtlichen Auseinandersetzung. Auch eine sachgerechte medikamentöse Behandlung wird die Beschwerden solcher Patienten kaum lindern können, weil auch dieser Therapie die seelische Fixierung gewöhnlich unüberwindliche Schwierigkeiten entgegensetzt.

6 Was heißt „Phasische Depression“?

Die Antwort auf die in der Kapitelüberschrift gestellte Frage ist nicht ganz leicht. Wie überall auf dem Gebiete der Psychopathologie kommt auch hier unsere Alltagspsychologie uns nur wenig hilfreich entgegen, sie kommt uns in die Quere. Depressiv scheint ein Begriff der Alltagssprache zu sein, und man versteht gewöhnlich „traurig“, wenn man „depressiv“ sagt. Das ist falsch! Frau A., Frau B., und unsere Patientinnen C. und D. erscheinen uns nicht als trauernde oder traurige Menschen. Falls depressive Patienten, die gut mit der Sprache umzugehen gelernt haben, gefragt werden, ob sie denn traurig seien, so verneinen sie das meist, ja sie sagen gar: „Das ist ja gerade das Schlimme, daß ich weder traurig noch fröhlich sein kann, ich bin innerlich wie erstarrt!“ Und es ist nur für den Unkundigen kaum glaublich, wenn ein klinisch erfahrener Psychiater berichtet, es sei ihm mehr als einmal vorgekommen, daß er bei der Krankenvisite eine weinende Patientin angetroffen habe, die ihr Weinen als einen Schritt zur Gesundheit auffaßte und äußerte: „Herr Doktor, ich kann wieder weinen!“

Man könnte depressiv besser ganz wörtlich mit *niedergedrückt* übersetzen. Diese Niedergedrücktheit ist verbunden mit einem *Schwund der Vitalität.* Die meisten Patienten haben keinen Appetit, nehmen an Gewicht ab und klagen über Initiativeverlust und Interessenlosigkeit. Die Ausführung der täglichen Pflichten wird ihnen zur Qual. Die Arbeit geht ihnen nicht mehr von der Hand, sie schaffen ihr Tagespensum nicht mehr. Damit verbunden ist oft eine ziellose, quälende Unruhe, die man manchen Patienten schon äußerlich ansieht. Charakteristisch sind die Tagesschwankungen aller Beschwerden, morgens geht es den meisten Patienten besonders schlecht, abends ist alles etwas leichter. Fast alle Patienten haben Schlafstörungen, meist sind es Durchschlafstörungen. Die Patienten schlafen wohl ein, erwachen aber nach drei- oder vierstündigem Schlaf und liegen dann den Rest der Nacht wach. Es gehen ihnen dann immer dieselben Gedanken im Kopf herum, meist gipfeln sie in der Vorstellung, wie hoffnungslos doch ihre Lage sei. Hoffnungslosigkeit und Verzweiflung dieser Kranken gehen so weit, daß ihnen die Vorstellung des *Suicids* nicht ganz abwegig erscheint, manchmal sich geradezu als einziger Ausweg aufdrängt. Sogar Frau A., diese über siebzig Jahre alte Dame aus einer kleinbürgerlichen, katholischen Familie des Münsterlandes, hat ihren erwachsenen Kindern gegenüber diesen Gedanken anklingen lassen, obwohl ihr doch ein solches Vorhaben nach Herkunft, Erziehung und bisheriger Lebensführung ganz fern liegen müßte und in Zeiten der Gesundheit auch ferngelegen hat.

Frau A. steht mit dieser Vorstellung aber keinesfalls allein, dasselbe haben wir von vielen unserer Patienten erfahren. Oft wird eine gewissermaßen sekundäre Motivation der Suicididee vorgebracht, daß nämlich atypische Gesichtsschmerzen oder die Zahnprothese so schwer zu ertragen seien, daß daraus erst die Suicididee entstanden sei. Das stimmt nach unseren Erfahrungen niemals! Immer ließ sich zeigen, daß Hoffnungslosigkeit und Verzweiflung gleichzeitig und gleichrangig mit den Schmerzen in Gesicht oder Mundhöhle entstanden oder vorhanden waren. Für die Diagnostik kann grob, aber hoffentlich einprägsam formuliert werden: *Wegen atypischer Gesichtsschmerzen oder wegen seiner Prothese allein bringt sich niemand um!* Wenn Suicidideen von Patienten geäußert oder von Angehörigen berichtet werden, muß das als ernster diagnostischer Hinweis auf eine Depression oder ein anderes im weiteren Sinne psychosomatisches Leiden gewertet werden.

Wird den Patienten mit einer phasischen Depression die Frage vorgelegt, ob sie denn Grund oder Anlaß zur Hoffnungslosigkeit und Verzweiflung in ihrem Lebenskreis hätten, so wird diese Frage gewöhnlich sehr entschieden verneint. Bei den Patienten mit *larvierten Depressionen,* mit denen wir es hier zu tun haben, ist Verzweiflung und Hoffnungslosigkeit nicht nur hinter der Maske körperlicher Symptomatik verborgen, die Schmerzen oder die Prothese werden auch zunächst oft als Grund für die Depression angegeben. Aber wie bereits gesagt, müssen wir diese sekundäre Motivation als unzutreffend zurückweisen. Daß die Prothese wie ein *Kristallisationskeim* wirken kann, ist ebenfalls bereits gesagt worden, und es wird darauf später noch einzugehen sein. Die Grundlosigkeit, die fehlende Motivation bei phasischen Depressionen war für die Schulpsychiatrie seit 1850 ein Beweis der somatischen Bedingtheit. Auch heute noch sind viele Psychiater dieser Auffassung. Nüchtern zusammenfassend muß aber festgestellt werden, daß hundert Jahre Forschung nach den somatischen Ursachen phasischer Depressionen keinen belangvollen Befund haben zur Verfügung stellen können. Hypothesen und Spekulationen sind keine belangvollen Befunde! Ob in Zukunft belangvolle Befunde im Hirnstoffwechsel depressiver Kranker erhoben werden können, sei dahingestellt. Wünschenswert ist weitere neurochemische und neurohistochemische Forschung auf diesem Gebiet. Bedauerlich ist nur, daß die Kliniker und insbesondere die Psychopathologen unter ihnen in den vergangenen hundert Jahren zu sehr damit beschäftigt waren, wie gebannt auf die Tätigkeit der Neurochemiker und Neuropathologen zu starren, indem sie von ihnen des Rätsels Lösung erwarteten. Dabei hätten sie, die Kliniker und Psychopathologen ihnen, den Chemikern und Histologen, Fragen stellen müssen aufgrund klinischer und psychopathologischer Forschung. Und, ganz allgemein gesagt, hätten die Kliniker sich nicht so einseitig um die Ursachen, sondern viel intensiver um die Sache selbst kümmern müssen.

Daß man diese Depressionen auch *endogene Depressionen* genannt hat, bringt uns zunächst keinen Schritt weiter. Im Gegenteil hat diese Bezeichnung Diagnostik und Forschung in der Vergangenheit zuweilen eher behindert. Man hat endogen, was nichts weiter heißt als innen entstanden – man hätte auch kryptogen, in der Verborgenheit entstanden, sagen können – man hat das mit „erblich" übersetzt, und damit sind fürchterliche Mißverständnisse inauguriert worden, die wir hier besser unerwähnt lassen. Man, d.h. die Lehrbücher, sprachen noch vor 25 Jahren vom *Manisch-depressiven Irresein,* und das ist eine sprachlich unglückliche und sachlich schiefe Bezeichnung.

Erst in den letztvergangenen Jahren beginnt sich die eigentlich von jedem Kliniker leicht festzustellende Tatsache einen gewissen Bekanntheitsgrad zu schaffen, daß nämlich die allermeisten Patienten nur *depressive Phasen* und nur einige wenige Kranke sowohl manische als auch depressive Phasen erleiden. Und was den Bekanntheitsgrad der Diagnose *larvierte Depression* betrifft, so muß aufgrund nervenärztlicher Erfahrung mit den verschiedensten Spezialgebieten der Medizin die Aussage gemacht werden, daß dieser Bekanntheitsgrad jedenfalls nicht sehr hoch ist, obwohl doch, wie die Publikationen von *Lesse* [8] und *Walcher* [36] und vielleicht auch unsere eigenen Ausführungen beweisen, diese Diagnose außerordentlich wichtig ist. Während die eigenen Forschungen sich nur auf die Zahnheilkunde beziehen, weisen *Lesse* und *Walcher* auf die Bedeutung larvierter oder maskierter Depressionen in allen Gebieten der Medizin hin. Erst 1975 ist ein weiteres Buch, von *H. H. Wieck* [38] herausgegeben, mit dem Titel erschienen: „Kopfschmerz – larvierte Depression – Diagnostik und Therapie in der Praxis". Für den Zahnarzt und für Ärzte aller Fachdisziplinen, die sich mit Gesicht und Kopf des Patienten besonders intensiv zu beschäftigen haben, ist das eine interessante Lektüre. Es ist allerdings wünschenswert, daß die Prothesenunverträglichkeit in Zukunft in den Gesichtskreis solcher Abhandlungen aufgenommen wird.

Besser als weitere allgemeine Ausführungen soll uns eine Falldarstellung über die Problemlage unterrichten. Frau E., geb. 1921, hatte sich 1975 schriftlich an uns gewandt, nachdem in den Zeitungen ein Kongreßbericht mit dem Titel: „Ärger mit der Prothese" erschienen war. Gegen diese journalistische Unangemessenheit wehrt sich Frau E., indem sie schreibt:

„Ich gehöre nämlich auch zum Kreis der Prothesen-Träger, die nicht nur Ärger damit haben. Ich bin vielmehr durch das Gebiß derartig beeinträchtigt, daß ich meinem Beruf als Angestellte bald nicht mehr nachgehen kann, es sei denn, ich laufe ohne Zähne herum, was auf die Dauer einfach bedrückend und unmöglich ist. Meine Klage lautet einfach: Meine Prothese brennt mich. So kann ich die Unerträglichkeit nur bezeichnen.

Und das ist meine „Prothesen-Entwicklung": Im Juni 1972 war es nach Ansicht meines damaligen Zahnarztes soweit, daß er die restlichen Zähne des Oberkiefers (bis auf die zwei hinteren Zähne) zog, nachdem mir ein Schneidezahn herausgefallen war, und mir eine Prothese anfertigte, und zwar wurde die Prothese vorgefertigt, fünf bzw. sechs Zähne wurden gezogen und das Gebiß unmittelbar danach eingesetzt. Eine ziemliche Prozedur, die ich mutig anging und auch überstand, und die meine Kollegen bewunderten. Ich weise deshalb darauf hin, weil mir der Zahnarzt hinterher einreden wollte, ich sei zu empfindlich. Das mag bei meiner nunmehrigen Situation zutreffen, traf aber auf den Vorgang Zähneziehen und Protheseaufnehmen gewiß nicht zu, denn ich stand auf dem Standpunkt, was so viele Menschen durchmachen, werde ich doch wohl auch schaffen. Im November 1972 wurde die noch fehlende Zahnfleischpartie unter der Oberlippe angeschuht. Die Oberkieferprothese bestand aus Kunststoff mit einer Netzeinlage (wohl aus Stahl) am Gaumen. Das Gebiß war passend, und ich konnte auch damit kauen (weniger abbeißen, was ja zu umgehen ist). Aber bald begann das Brennen oder die Allergie. Und nun begannen meine laufenden Klagen. Ich wechselte den Zahnarzt, nachdem ich zweimal den Hautarzt konsultierte, der durch Hauttests keine Allergie feststellen konnte, aber dennoch die Meinung vertrat, daß die Netzeinlage wohl Einfluß auf meine Schleimhäute hätte. Mein Zahnarzt (nun ein Dr. med. dent.) wechselte die Gaumenplatte aus, und später bohrte er die Gaumenplatte an (sie erhielt also ein Loch), immer mit dem Ziel, daß der Gaumen nach Möglichkeit frei blieb und atmen könne, denn das brennende Gefühl (oder auch die Allergie) wurde ich nicht los. Schließlich riet mir mein Zahnarzt, feststellen zu lassen, ob ich evtl. zuckerkrank sei. Ich begab mich in fachärztliche Untersuchung. Ergebnis: Ohne Befund. Die Schleimhaut konnte aus diesem Grunde nicht beeinträchtigt sein oder werden, was der Zahnarzt evtl. vermutete. Im Dezember 1974 erhielt ich eine neue Oberkieferprothese mit einer Silberplatte und zusätzlich auch eine Unterkieferprothese als Ersatz für die fehlenden unteren Backenzähne. Ziel der Unterkieferprothese: Es sollte ein Gegenbiß vorhanden sein. Die Prothesen paßten, waren kosmetisch einwandfrei. Die untere Prothese spürte ich kaum, aber die obere Prothese brennt mich nach wie vor. Ich lockere sie ständig, um kalte Luft einzuatmen oder nehme eiskalte Getränke zu mir, um den Gaumen zu kühlen. Gelegentlich habe ich durch die Prothese Brechreiz und sogar Kopfschmerzen. Beschwerden, die ich in meinen 53 Lebensjahren zum Glück nie hatte.

Zwischendurch habe ich den Hals-Nasen-Ohren-Facharzt aufgesucht, der keine krankhaften Symptome feststellen konnte. Eine Nervenärztin erklärte mir, daß eine Hilfe nur über eine Nervenbehandlung möglich wäre. Nunmehr bin ich bei einer Ärztin für Allgemeinmedizin, die eine Akupunktur durchführt und die Meinung vertritt, daß die Beschwerden nur von der Schleimhaut ausgehen können, die schlecht durchblutet sei. Meine Frage ist jedoch nur, ob mir auf diesem Wege geholfen werden kann, denn trotz der empfohlenen salzigen und sauren Kost und mehreren Behandlungen verspüre ich keine Änderung. Nur die obere Zahnprothese macht mich fast krank und führte mich zu den verschiedensten Ärzten. Sonst bin ich mein ganzes Leben ohne ernstliche Erkrankungen geblieben. Es ist jetzt soweit, daß ich mich vor jedem neuen Tag fürchte in Anbetracht dessen, daß ich ja dann meine Zähne wieder tragen muß und eile am Abend nach Hause, um sie schnell wieder herauszunehmen. Fast werde ich menschenscheu, da mir durch die Beschwerden mein Lebensmut genommen wird, und kein Raum und Aufgeschlossenheit für die Belange anderer Menschen und meine private Atmosphäre bleibt. Ich bin im öffentlichen Dienst im sozialen Bereich tätig und war immer für die Probleme anderer Menschen da. Jetzt aber schaffe ich es kaum mehr. Ich weiß nicht, wie lange ich meinen Dienst unter diesen Umständen noch ausführen kann. Können Sie mir raten oder helfen?“

Die Prothese dieser Patientin konnte tatsächlich nicht als optimal bezeichnet werden, wie sich durch Untersuchung in der Prothetischen Abteilung der Univ.-Zahn-, Mund- und Kieferklinik Münster herausstellte; aber zweierlei ist zur Prothese dieser Patientin zu sagen und das hat über diesen Fall hinaus grundsätzliche Bedeutung. Denn in unser interdisziplinäres Forschungsprogramm wurden zwar zunächst nur Patienten mit optimalem Zahnersatz aufgenommen, später aber wurden die Fälle nicht zurückgewiesen, die wie Frau E. einen nicht unbedingt optimalen Zahnersatz hatten.

1. Die Mängel am Zahnersatz unserer Patientin Frau E. und oft genug auch die an den Prothesen der vergleichbaren Kranken

waren wahrscheinlich erst durch die vielen nachbessernden Maßnahmen entstanden. Diese waren ja nicht durch eine klare zahnärztlich-prothetische Indikation bestimmt, sie stellten vielmehr die verzweifelten Versuche dar, die Beschwerden der Kranken zu lindern, was eben allein durch prothetische Maßnahmen nicht zu erreichen ist. Außerdem ist zu berücksichtigen, daß schon die der Herstellung der Prothese notwendig vorausgehenden Maßnahmen, z. B. die Abformung, durch das Verhalten des Patienten erschwert oder gestört werden können, wenn zu diesem Zeitpunkt bereits eine Depression oder eine andere seelische Störung bestehen.

2. Die relativ geringfügigen Mängel an der Prothese unserer Patientin Frau E. standen in einem krassen Mißverhältnis zu den vorgebrachten Klagen. Das ist ein für alle diese Patienten wichtiger Gesichtspunkt. Es muß als ein diagnostischer Hinweis auf eine psychosomatische Störung aufgefaßt werden, wenn ein minimaler Lokalbefund in der Mundhöhle oder geringfügige prothetische Mängel einer solchen Menge von Beschwerden und Klagen gegenüberstehen.

Der übliche Ausweg aus der diagnostischen Klemme, nämlich eine *Allergie* oder ein *inneres Leiden* als Ursache der Beschwerden anzunehmen, war hier verbaut, und ist es in den meisten Fällen (vgl. hierzu die Arbeiten von *Zumkley* [40] und *Forck* [3]). Allerdings ist es in der Differentialdiagnose unentbehrlich, internistische und allergologische Aspekte zu berücksichtigen, unzweckmäßig ist es aber, wie die Anamnese von Frau E. zeigt, auch dann noch allergische oder toxische Einflüsse des Prothesenmaterials auf die Schleimhaut anzunehmen, wenn durch sorgfältige hautärztliche Untersuchung keine solchen Einflüsse nachgewiesen sind. Die neurologische Untersuchung unserer Patientin E. ergab ebenfalls keinen von der Norm abweichenden Befund. Auch von dort kam also nicht die geringste diagnostische Aufklärung, trotzdem muß eine neurologische Untersuchung grundsätzlich zur differentialdiagnostischen Absicherung durchgeführt werden.

Die *psychopathologische Untersuchung* deckte auf: Schlafstörungen, Initiativeverlust, innere Unruhe und depressive Verstimmung. Frau E. sagte im Verlauf dieser Untersuchung:

„Morgens glaube ich, ich kann die Arbeit nicht machen. Mir fehlt so ein bißchen der Sinn des Lebens ... Ich meine manchmal, ich müßte weglaufen vor innerer Unruhe."

Bei Erhebung der vertieften biographischen Anamnese stellte sich heraus, daß die Patientin früher nicht ernstlich krank war. Sie hat ein durch Resolutheit und Tatkraft bestimmtes Leben geführt. Ihre brieflichen Ausführungen weisen ja schon darauf hin, daß ihr eine gute Allgemeinbildung zur Verfügung steht. Sie hat eine differenzierte Ausbildung genossen. Neben ihrer Tätigkeit als Behördenangestellte hat sie den alt gewordenen Eltern den Haushalt geführt, deshalb ist sie unverheiratet geblieben. Nach dem Tode der Eltern ist sie zwar in ihrer Wohnung allein, aber sie versichert glaubhaft, daß sie in gesunden Zeiten viele Kontakte zu Geschwistern, Neffen und Nichten und zu Kolleginnen und Kollegen habe. Die Arbeit mache ihr Freude, und ihre Stellung ist gut bezahlt und gesichert. Es ist eigentlich alles in Ordnung.

Ein Faktum ist allerdings bemerkenswert! Vor fünf Jahren, anschließend an eine innerbetriebliche Versetzung, ist die Patientin schon einmal an einer Depression erkrankt. Die Hausärztin hatte nach mehrmonatiger Behandlung zu einer Nervenärztin überwiesen, und auch in dieser Praxis dauerte die Behandlung über mehrere Wochen an. Insgesamt war die Patientin wohl etwas mehr als ein halbes Jahr krank und dienstunfähig. Die damalige depressive Phase und die jetzige gleichen sich wie ein Ei dem anderen, allerdings mit einem Unterschied: vor fünf Jahren hatte Frau E. keine Beschwerden in der Mundhöhle.

In einem solchen Falle ist die *Diagnose einer phasischen Depression* nicht schwierig. Man sieht ja deutlich, wie die erste Phase vom gesunden Dasein der Patientin unterschieden ist, wie dann nach Ende der ersten Phase die alte Tatkraft und Lebensfreude wiederkehren und wie schließlich die zweite depressive Phase einsetzt. Bei Frau A. und Frau B. war die Sachlage ganz gleich, aber auch bei Frau C., die erstmals an einer depressiven Phase erkrankte, kann durch die psychopathologische Untersuchung die Diagnose gesichert werden. Es kommt dabei ganz besonders darauf an, den Beginn der Phase als einen Bruch im bisherigen Lebensstil der Patienten zu erkennen. Wie bereits gesagt, sind Patienten, die nur an depressiven nicht aber an manischen Phasen erkranken, viel häufiger als Kranke, die beides erleiden. Ein solcher bipolarer Verlauf wurde unter unseren 74 Patienten mit Depressionen nur einmal beobachtet. Alle anderen Patienten zeigten monopolare Verläufe.

Die Unterscheidung in *monopolare* und *bipolare* Verläufe ist deswegen wichtig, weil in monopolaren Verläufen bedeutend weniger Phasen zu befürchten sind. Unsere Patienten mit monopolaren Verläufen hatten durchschnittlich zwei bis drei Phasen in ihrem Leben erlitten, unsere Patientin mit dem bipolaren Verlauf hatte über etwa 16 manische und depressive Phasen zu berichten. Die Prognose der monopolaren Verläufe wird daher von den Psychiatern als günstig bezeichnet, sie ist besser als die der bipolaren Verläufe. In jedem Falle aber klingt eine manische oder depressive Phase folgenlos ab, auch wenn nicht behandelt wird. Allerdings erleiden die Patienten während depressiver Phasen Schlimmes. Man darf ohne eine Spur von Übertreibung sagen, daß es wohl kaum schwereres Leiden gibt, als während einer depressiven Phase. Nach Abklingen der Phase leben die Patienten wieder wie vor der Phase, falls sie die Phase heil überstanden haben; das muß man im Hinblick auf die Gefahr des Suicids und im Hinblick auf unsere Patientin Frau B. (Abb. 7, 8, 9) allerdings hinzufügen.

Wenn man sich auf psychiatrische Diagnosen einläßt, so gerät man in ein Gestrüpp komplizierter Probleme. Der Consiliarius, der befürchtet, dem Leser könnte über einem solchen Consilium die Geduld ablaufen, möchte zum Trost nur sagen, daß diese Probleme nicht künstlich geschaffen worden sind. Die Wirklichkeit ist so geartet, unsere Krankengeschichten zeigen es! Auf billigere, einfachere Weise kann man nicht zum Verständnis unserer Patienten gelangen.

Die *Dauer der depressiven Phasen* unserer Patienten bietet ein weiteres Problem, welches wir jetzt bearbeiten müssen. Man rechnet in der Psychiatrie mit einer durchschnittlichen Dauer einer depressiven Phase von acht Monaten. Allerdings ist bekannt, daß es immer wieder Depressionen gibt, die dieses Maß erheblich überschreiten. Die psychopathologische Forschung ist hier erst an einem Anfang. Eigene Untersuchungen [20], z.T. zusammen mit den japanischen Autoren *Ichikawa* [6] und *Mukai* [20], konnten zeigen, daß gleichartige chronische Depressionen unter sehr verschiedenen soziokulturellen Bedingungen entstehen. Wir nannten eine Depression dann chronisch, wenn sie deutlich länger als zwei Jahre andauerte. Prüft man nach diesem Kriterium unsere larvierten Depressionen mit Prothesenunverträglichkeit, so entdeckt man eine ganz ungewöhnliche Häufung chronischer Depressionen. Verläufe wie der unserer Patientin D. kommen unter unseren 74 Patienten dreißigmal vor.

Wie kommt diese ungewöhnliche *Häufung chronischer Depressionen* zustande? *Lesse* [8] antwortet auf diese Frage mit dem Hinweis, daß die heillose Polypragmasie einen chronifizierenden Einfluß auf die Depressionen ausübe. Dieser Aussage möchte der Verfasser zustimmen. Viele Krankengeschichten lassen kaum eine andere Deutung zu, auch bei Frau E. war die zweite Phase ja erheblich länger als die erste, in welcher keine Veranlassung zu einer lokalen Therapie gegeben war. Allerdings muß zugegeben werden, daß wir den chronifizierenden Einfluß der Maßnahmen, die von unserem Standpunkt aus als Polypragmasie zu bezeichnen sind, noch nicht methodisch exakt beweisen können. Unsere oben zitierten Untersuchungen an chronischen Depressionen haben gezeigt, daß immerhin auch andere Faktoren mit der Chronizität verbunden sind. Diese Faktoren sind in der Persönlichkeit der Kranken und in ihrer Lebenssituation zu suchen. Daß die Polypragmasie nicht hilft, daß auch die Außenseitermedizin nicht hilft, das ist allerdings völlig klar; die Anamnese unserer Patientin Frau E. zeigt es wieder sehr deutlich.

Das Stichwort *Persönlichkeit* ist gefallen, und von der Persönlichkeit unserer Patientinnen war schon wiederholt die Rede. Viele Kollegen möchten meinen, die Persönlichkeit eines Kranken sei medizinisch völlig uninteressant. Es wird sich aber zeigen lassen – falls es nicht schon deutlich geworden ist –, daß diese Meinung ganz und gar falsch ist, und daß die Persönlichkeit des Kranken alltägliche ärztliche Entscheidungen über diagnostische und therapeutische Eingriffe mitbestimmt. Die an phasischen Depressionen leidenden Patienten kommen fast immer aus guten, wohlgeordneten Verhältnissen, sie haben keine offenkundigen wirtschaftlichen, beruflichen oder familiären Schwierigkeiten. Bei Patienten mit chronischen Depressionen ist oft das schon ein wenig anders, worauf die Krankengeschichte unserer Patientin Frau D. bereits als Hinweis dienen konnte. Durchweg muß man aber davon ausgehen, daß unsere depressiven Patienten schon äußerlich so ordentlich, solid und echt wirken, daß es dem Zahnarzt gewöhnlich nicht sogleich in den Sinn kommt, diese Patienten seien „hysterisch“, „überkandidelt“, „verrückt“ oder auch nur „zu empfindlich“. Alle ebengenannten Ausdrücke der Umgangssprache sind übrigens für die ernstgemeinte Beschäftigung mit unseren Problemen völlig unbrauchbar. Sie sind unzutreffend und mit einem im diagnostischen Bereich sehr störend wirkenden negativen Wertakzent versehen. Wer nichts als diese alltagssprachlichen Begriffe kennt, wird unsere Patienten nicht verstehen und nicht diagnostizieren können. Weil aber diese Patienten echt zu leiden scheinen – sie leiden ja auch echt, nur nicht ausschließlich oder vorwiegend am Lokalbefund –, weil sie also als echt Leidende aufgrund des Eindrucks ihrer Persönlichkeit ernst genommen werden, haben Ärzte und Zahnärzte gar keine Bedenken, sich ernsthaft zu engagieren. Die Schwere des Leidens dieser Patienten stimuliert die Ärzte, alles zu tun, um diesen Kranken zu helfen. Denjenigen Ärzten, denen der Begriff larvierte Depression ganz unbekannt ist, scheint radikales Vorgehen durch den Schweregrad des Leidens gerechtfertigt zu sein, und auf diese Weise kommt es denn letztlich zu solch monströsen Therapieergebnissen, wie sie im Bild unserer Patientin Frau B. (siehe Abb. 7, 8, 9) dargestellt worden sind. Nur aus didaktischen Gründen verweisen wir immer wieder auf Frau B., sie ist nicht der einzig mögliche hier zu präsentierende Fall. Außerdem ist das, was mit Frau B. demonstriert werden soll, auch anderen Autoren bekannt; wie wäre es denn anders zu verstehen, daß *Mumenthaler* [21] schreibt: „Vielfach eilen diese Patienten von

Arzt zu Arzt und werden immer tiefgreifenderen Operationen unterworfen."

Die Persönlichkeit von Patienten mit phasischen Depressionen ist noch aus einem weiteren Grunde für uns beachtenswert. Es ist nicht belanglos, daß Frau B. von sich sagt: „Ich gewöhne mich schwer an etwas, aber dann laß' ich nicht davon los so leicht." Es ist eine gewisse Starrheit, die neben der Ordentlichkeit und Solidität diese Patienten kennzeichnet. Frau A. saß, wie ihre erwachsene Tochter berichtete, monatelang in der Ecke und murmelte in der ihr noch am vertrautesten plattdeutschen Sprache vor sich hin: „Har ek doch dat nich doan, har ek doch dat nich doan!" Das heißt auf Hochdeutsch: „Hätte ich doch das nicht getan, hätte ich doch das nicht getan!" Die Zähne extrahieren lassen nämlich zur Vorbereitung der prothetischen Versorgung! Von vielen unserer Patientinnen mit phasischen Depressionen haben wir Ähnliches gehört.

Diese *Starrheit des Wesens* ist in der Depressionsforschung von *Pauleikhoff* [22] und *Tellenbach* [34] als ganz zentrales Moment beschrieben worden. *Ihda* [31] hat uns auf ältere japanische Untersuchungen hingewiesen, in denen Gleiches dargestellt wurde. Beim Betrachten dieses Wesenszuges unserer Patienten innerhalb ihrer aktuellen Lebenssituation ergibt sich eine neue Perspektive. Es zeigt sich hier ein wenn auch bescheidener Zugang zum Verständnis phasischer Depressionen. Nach ganz bestimmten Änderungen im Lebensbereich dieser Patienten geschieht es ihnen offenbar, daß ihre starre Interessenstruktur nicht mehr von der neuen Situation angesprochen wird. Diese *Interessenlosigkeit* und der damit verbundene *Initiativeverlust* sind schon der Beginn der depressiven Phase, die dann, nachdem sie einmal durch relativ unscheinbare Ereignisse in Gang gesetzt wurde, abläuft wie eine zu Tal gehende Lawine. Diese provozierenden Ereignisse kann man sich nicht aufgrund einer für seelische Krankheiten immer zweifelhaften Alltagspsychologie ausdenken, man muß sie in klinischer und empirischer psychopathologischer Forschung erfahren.

Beschreibungen solcher provozierender Ereignisse liegen vor, eine gute Zusammenfassung der Provokationsforschung steht zur Verfügung in: „Zur Systematik, Provokation und Therapie depressiver Psychosen“, Hrsg. von *W. Walcher* [37]. Immer wieder zu beobachtende provozierende Ereignisse, die zum Teil auch schon in den Krankengeschichten unserer Patientinnen am Rande berichtet worden waren, sind z. B.: Wohnungswechsel, Wechsel des Arbeitsplatzes, Heirat der letzten Tochter, ja merkwürdigerweise auch Reise und Urlaub. Jedenfalls sind es nur selten spektakuläre, schlimme Ereignisse, oft haben die Patienten sich durch Wohnungs- oder Stellungswechsel verbessert, oder gegen die Heirat der Tochter oder die Person des Schwiegersohnes bestehen nicht die geringsten Einwände, und doch ist der Lebensrhythmus dieser Patienten gestört, und es kommt zu einer depressiven Phase.

Es ist in diesem Consilium unmöglich, tiefer in die sehr komplizierte Problematik einzudringen, wir überschauen die Psychodynamik des Provokationsvorganges auch noch nicht völlig. Erwähnt werden müssen diese relativ neuen Forschungsergebnisse deswegen, weil sich gezeigt hat, daß das Einfügen der Prothese oder die vorbereitenden Maßnahmen auch als provozierende Ereignisse in Betracht kommen. Die Lebenssituation dieser Patienten ist durch bestimmte Ereignisse schon vorgespannt und das Einfügen der Prothese oder die vorbereitenden Maßnahmen wirken wie ein Kristallisationskeim. Erst nachdem dieser eingeführt worden ist, werden die depressiven Beschwerden manifest.

Eine andere ebenso häufig beobachtete Entstehungsweise der Prothesenunverträglichkeit läuft so ab, wie in der Krankengeschichte unserer Patientin Frau D. beschrieben. Die Depression besteht schon seit geraumer Zeit, es sind andere oder manchmal gar keine körperlichen Symptome vorhanden, und dann, nach Einfügen des Zahnersatzes, konzentriert sich alles auf die Mundhöhle. Auch hier ist das Bild vom Kristallisationskeim angebracht; wir müssen uns allerdings die Tatsache, daß wir hier einstweilen nur in Bildern und Gleichnissen reden können, immer wieder vor Augen halten. Wir überblicken das psychopathologische Geschehen noch nicht völlig und noch nicht klar. Gerade an diesem Punkte liegen aber für die psychopathologische Forschung sehr wichtige und wahrscheinlich auch therapeutisch fruchtbare Aufgaben. Vielleicht könnte man es in Zukunft vermeiden lernen, in psychodynamisch vorgespannte Lebenssituationen Kristallisationskeime einzuführen, vielleicht brauchte dann manche depressive Phase nicht erst zu entstehen; die Spannung könnte sich auf andere Weise lösen. Einige in diesem Bereich liegende therapeutische Empfehlungen sind in einem späteren Kapitel darzulegen.

7 Abnorme Persönlichkeitsentwicklungen

Bis zu diesem Kapitel haben wir nur Krankengeschichten von Patienten mit Depressionen kennengelernt. Das hat seine Berechtigung darin, daß diese Patienten die größte nach differentialdiagnostischen Gesichtspunkten zusammengefaßte Untergruppe repräsentieren. Jetzt aber werden Patienten vorgestellt, die nahezu die gleichen Klagen vorbringen und manchmal sogar ausdrücklich sagen, sie seien ganz deprimiert, und dennoch werden sie in eine andere Untergruppe eingeordnet. Warum das? Diese Frage kann durch Vergleichen zweier oder einiger isolierter Klagen nicht beantwortet werden. Man muß auch hier wieder das Ganze, das heißt in diesem Falle die ganze Biographie sehen. 27 Krankengeschichten, aufgerundet 21% der Gesamtzahl unserer Patienten, sind in der Untergruppe der abnormen Persönlichkeitsentwicklungen zusammengefaßt. Lassen wir doch sogleich eine Repräsentantin dieser Gruppe zu Wort kommen. Es handelt sich um eine der ersten Patientinnen unseres interdisziplinären Forschungsprogramms.

Frau F., geb. 1916, Untersuchung August 1972: Die Patientin klagt: „Ich habe schon die vierte Prothese, ich kann sie nicht tragen“. Diese vier Prothesen wurden innerhalb von etwa $1^1/_2$ Jahren angefertigt. Die Patientin fährt fort:

„Wenn ich die Prothese zwei Stunden drin habe, ist es wund und geschwollen und es sind Bläschen da. Wenn ich die Prothese nicht trage, ist es erträglich. Das ist wechselhaft, manchmal sind auch dann Beschwerden, als ob ich die Prothese drin hätte.“

Irgendein Lokalbefund konnte jedoch nicht erhoben werden. Nach früheren Krankheiten befragt, gibt die Patientin an, daß sie unter „Magenbeschwerden“, „Herzklopfen“ und „Nervosität“ leide und schon viele Operationen mitgemacht habe. Sie bringt einen ganzen Berg von Arzt-, Facharzt- und Krankenhausberichten mit. In einem Begleitschreiben berichtet der Hausarzt der Patientin, daß 1958 eine Magenresektion nach Billroth II gewesen sei und daß Frau F. seit

Jahren leide an „Klimax, Durchblutungsstörungen, Schwindel und erheblicher Dyspepsie mit unverdautem Stuhl. Außerdem besteht eine erhebliche Kachexie und Nervosität“. Im Oktober 1970 seien die restlichen Zähne extrahiert worden, seitdem habe der Leidenszustand der Patientin sich erheblich verschlechtert. Am treffendsten ist die Feststellung der Patientin selbst:

„Ich war praktisch seit meiner Kindheit krank. Ich war immer in ärztlicher Behandlung. Ich bin nicht berufstätig gewesen“.

Die Patientin ist kinderlos mit einem Frührentner verheiratet, nach ihren Angaben ist die häusliche Atmosphäre nicht gut.

Versucht man herauszufinden, welches die erste Erkrankung in dieser Biographie gewesen sei, so stößt man auf große Schwierigkeiten, es war nämlich immer schon eine Krankheit vorher dagewesen. Nun gibt es ja leider Biographien, die durch schwere organische Erkrankungen deformiert sind, die Tuberkulose konnte und kann auch heute noch so etwas bewirken, aber wenn man sich durch den Berg von medizinischen Berichten hindurchgearbeitet hat, den Frau F. uns präsentiert, dann stellt sich heraus: belanglose Nebenbefunde, höchst merkwürdig indizierte Behandlungsverfahren, insbesondere Operationen und schließlich Befunde, die als Folge der Behandlungsverfahren, insbesondere der Operationen, zu erklären sind. Die Durchmusterung der medizinischen Berichte schafft keine Stimmigkeit zu den Beschwerden der Patientin, sie läßt im Gegenteil erst recht die Diskrepanz deutlich werden, die man nach der Anamnese schon vermuten mußte. Es gibt keine somatische Erklärung dieser Leidensgeschichte. Allerdings sträubt sich beim Wort Leidensgeschichte die Feder des Autors. Echtes, schweres Leiden scheint das nämlich gar nicht zu sein, trotz aller oder gerade wegen der Vielzahl der aufdringlich vorgetragenen Klagen kann man sich des Eindrucks nicht erwehren, diese Patientin brauche das alles; medizinisch manipuliert zu werden, das sei ihr eigentlicher und angestrebter Lebensinhalt. Je komplizierter die medizinischen Verfahren umso besser, viele Doktoren ist gut, viele Professoren ist noch besser. Nun, ein Eindruck ist schwer an den Leser zu vermitteln, fest und klar und leicht zu vermitteln ist aber doch die Tatsache, daß psychosomatische

Beschwerden im weiteren Sinne sich wie ein roter Faden durch die Biographie von Frau F. ziehen. Hier gibt es keine klar abgesetzten Phasen, hier gibt es keinen klaren Anfang, hier gibt es, prognostisch gesprochen, auch kein Ende der Beschwerden in Heilung.

Hat aber Frau F. denn keine Probleme oder keine Komplexe, so wird man fragen. Allerdings hat sie ihre Probleme, z. B. das Problem, von der Krankenversicherung oder von anderen Einrichtungen der Gesellschaft die Kosten für alle medizinischen Behandlungen oder auch für die Neuanfertigungen der Prothesen ersetzt zu bekommen. Denn diese Einrichtungen oder auch die behandelnden Ärzte seien nicht immer gleich bereit gewesen, die Behandlungen durchzuführen, die sie für notwendig gehalten habe, so sagt Frau F.; und obwohl die „häusliche Atmosphäre nicht gut" ist, unterstützt Herr F., der gleich zur Untersuchung mitgekommen ist, in diesem Punkte seine Frau tatkräftig durch den Hinweis, daß er z. B. den Dr. X. erst durch die Drohung, einen Brief nach Bonn an den Bundestag zu schreiben, zur Anerkennung gewisser Notwendigkeiten bewogen habe.

Der Frager nach den Problemen und Komplexen dieser Patienten wird sich wohl mit dieser Auskunft gefoppt vorkommen. Er hatte wahrscheinlich auf etwas ganz anderes mit seiner Frage gezielt. Aber es gilt hier zunächst ein Bild zu zeichnen, damit man lernt, diese Patienten von denen mit Depressionen zu unterscheiden, und in diesem Bilde stellen die zuletzt gegebenen Informationen über die Probleme von Frau F. einen nicht unwesentlichen Zug dar. Wahrscheinlich aber hat der Frager mit seiner Frage gemeint: „Wie wird man solch ein Mensch, in dessen Lebensgeschichte medizinische Manipulationen einen so zentralen Platz einnehmen? Wieso kann es einem Menschen denn geradezu Freude bereiten, immerfort medizinisch an sich manipulieren zu lassen?" Eine bündige Antwort auf diese Frage ist aufgrund unseres derzeitigen Wissensstandes nicht möglich, wir werden aber auf diese Frage zurückkommen, nachdem wir Herrn G. kennengelernt haben.

Herr G. trägt gar keine Prothese, und streng genommen gehört er ebenso wenig in das Consilium zur Prothesenunverträglichkeit wie

Frau A.; beide sind auch in der Gesamtdarstellung unserer Patienten nicht mitgezählt worden. Aber beide Krankengeschichten sind unentbehrlich, denn durch sie soll deutlich werden, daß Prothesenunverträglichkeit keinesfalls eine Krankheitseinheit ist. Auch atypische Gesichtsschmerzen oder Okklusionsstörungen sind in psychopathologischer Sicht keine selbständigen Syndrome. Die Krankengeschichte unseres Patienten G. gehört zwar in das Kapitel Okklusionsstörungen, es sind aber dieselben Beschwerden vorhanden wie bei psychisch bedingter Prothesenunverträglichkeit, und aus der Sicht der Psychopathologie gehört Herr G. in die diagnostische Gruppierung der *abnormen Persönlichkeitsentwicklungen.* In der älteren Psychiatrie und Psychopathologie nannte man solche Patienten Psychopathen. Da aber dieser Terminus einen negativen Wertakzent bekommen hat und nahezu ein Schimpfwort geworden ist, soll man ihn vermeiden, damit der ohnehin schon schwierige Sachverhalt durch emotional aufgeladene Wörter nicht noch schwieriger wird.

Herr G., geb. 1928, wurde 1975 im Rahmen des interdisziplinären Forschungsprogramms „Okklusionsstörungen" zur nervenärztlichen Untersuchung überwiesen. Nachdem er wegen therapieresistenter Gesichtsschmerzen viele Ärzte verschiedener Fachgebiete konsultiert hatte, war der Verdacht auf eine Okklusionsstörung ausgesprochen worden. Herr G. schildert diesen Sachverhalt folgendermaßen:

„Im Oktober 1974 hatte ich wieder plötzliche Schmerzen im Rücken. Über Nacht kam ich ins Krankenhaus nach X. Danach hatte ich dann wieder Kopfschmerzen und Schwindel. Das sind die Hauptbeschwerden. Das ist so stark geworden, daß es nicht mehr auszuhalten ist. Früher hatte ich auch in den Schläfen Kopfschmerzen. Das hat sich jetzt über der Nase und um das rechte Auge festgesetzt. Das ist ein Druck, als wenn etwas platzen wollte. Im Dezember vergangenen Jahres hat der HNO-Arzt zur Stirnhöhle durchgestoßen in Narkose. Das hat aber nicht geholfen, dann wurde ich zur Univ.-HNO-Klinik geschickt. Die Zahnärztin schickte mich zum Kieferchirurgen, aber der meinte, es wäre nichts zu operieren. Dann meinte man, daß durch die Kaufunktion die Schmerzen ausgelöst würden. Ich sollte auch in der HNO-Klinik operiert werden, aber weil ich Marcumar bekomme, müßte dann die Medizinische Klinik mitwirken. Nierenschmerzen, Thrombose und Lungenembolien hatte ich auch."

Auch ohne Kenntnis der vielfältigen medizinischen Befunde, läßt sich allein durch die erweiterte Beschwerdeschilderung feststellen: Herr G. leidet keinesfalls allein an atypischen Gesichtsschmerzen, es sind vielerlei und keinesfalls auf einen Ort beziehbare Beschwerden. Wenn man nach dem Anfang der Erkrankungen fragt, so stößt man in eine ähnliche Bodenlosigkeit wie bei Frau F. Angeblich hat Herr G. schon mit 15 Jahren ein ganzes Jahr im Krankenhaus wegen einer Hüfterkrankung gelegen. Man kann nicht wissen, um was es sich gehandelt hat. Herr G. hat aus einem besonderen Grunde keine Befundberichte mitgebracht, aber bei der Untersuchung läßt sich überhaupt kein Befund an den Hüftgelenken erheben. Das linke Bein, an dem sich wiederholt „Thrombosen" gezeigt haben sollen und im Zusammenhang damit auch „Lungenembolien", ist tatsächlich geschwollen. Eine Binde ist um das Kniegelenk gewickelt, die Schwellung aber hängt mit der viel zu strammen Wickelung der proximalen Bindentouren zusammen, eine Thrombose ist nicht nachweisbar. Der neurologische Befund ist völlig regelrecht. Psychopathologisch ist keine Depressivität im Ausdruck des Patienten festzustellen. Die vertiefte biographische Anamnese zeigt nicht nur, daß der Patient bereits mit 15 Jahren zu kränkeln begann, es zeigt sich auch eine Verbindung seiner Beschwerden mit biographischen Ereignissen. Herr G. klagt seine Eltern der lieblosen Behandlung schon seit der Kindheit an. Er sei immer von Hausgehilfinnen versorgt worden. Auch in der Lehre und in der Gesellenzeit, die Herr G. im elterlichen Betrieb absolvierte, habe es schwere Spannungen mit den Eltern gegeben. Als er 29 Jahre alt war, übergaben ihm die Eltern den großen Betrieb, zehn Jahre später mußte er ihn „aus gesundheitlichen Rücksichten" mit großem Verlust verkaufen. Die Schulden sind noch nicht abgetragen. Die Gläubiger haben durch gerichtliche Entscheidungen erreicht, daß Herr G. jedes über dem Existenzminimum liegende Einkommen zur Abtragung der Schulden verwenden muß. Da er aber in den vergangenen Jahren dieses Minimum kaum einmal überschritten hat, drückt ihn der Schuldenberg nach wie vor. Herr G. wohnt mit seiner Familie unter sehr guten

Bedingungen im Haus seiner Mutter, mit dieser aber und mit einer ebenfalls dort wohnenden unverheirateten Schwester bestünden die alten Spannungen, gibt er an. Als Herr G. 1972 mit „Nierenschmerzen“ erkrankte und dann mit „Lungenembolie“, hatten Mutter und Schwester den Auszug aus dem Haus gefordert; überhaupt hat sich, wie er sagt, seit 1972 die Lage zugespitzt. Er sei häufig vertrauensärztlich untersucht worden, man halte ihn noch für fähig, leichte Arbeiten zu verrichten. Gegen diese Entscheidung klagt er vor dem Sozialgericht. Seine Arztberichte sind angeblich alle in der Gerichtsakte, man kann sie also nicht zur Einsicht bekommen. Herr G. hätte vielmehr gern vom Untersucher eine gute und kräftige Bescheinigung für das Gericht, denn seine Lage sei verzweifelt; er faßt sie zusammen mit den Worten: „Es gibt nur noch Geld vom Sozialamt. Keiner weiß, wie es weiter geht! Man wollte mir schon das linke Bein amputieren!“ Übrigens kann Herr G. sieben verschiedene Medikamente aufzählen, die er angeblich alle gleichzeitig in den letzten Monaten genommen hat. Es ist ein Mittel, welches die Blutgerinnung beeinflußt, eines zur Senkung des Blutdrucks, eines gegen Nierensteine, eines für die Verdauung, gegen Kopfschmerzen eines und eines zum Schlafen, ein weiteres zur Beruhigung – schließlich auch noch ein Mittel gegen Rheuma, dieses und auch das Rheuma waren ganz vergessen worden bislang, und es sind noch einige weitere Medikamente, die ihm nach und nach einfallen.

Es ist aussichtslos, hier noch ein neuntes, zehntes oder elftes Medikament zu verordnen; auch Psychotherapie kann hier nicht zum Zuge kommen. Herr G. wünscht keine psychotherapeutische Beratung, er möchte eine Bescheinigung für das Sozialgericht! Der Sinn des nervenärztlichen Consiliums kann hier und in allen anderen Fällen von abnormer Persönlichkeitsentwicklung fast ausschließlich nur darin gesehen werden, daß eine Warnung vor allen nicht streng indizierten prothetischen und chirurgischen Maßnahmen, vor allen nicht streng vom Lokalbefund gerechtfertigten Maßnahmen, ausgesprochen wird!

Die Prognose ist nicht gut bei diesen abnormen Persönlichkeitsentwicklungen, die über das vierzigste Lebensjahr hinausgehen. Wie die von *Sabinski* [30] ausgeführte katamnestische Befragung ergeben hat, klagt Frau F. nach wie vor über dieselben Beschwerden, und es wurde in der Gruppe der abnormen Persönlichkeitsentwicklungen auch sonst von keinem Patienten über Besserung oder gar Heilung seiner Prothesenunverträglichkeit berichtet.

Gegen diese Katamnese könnte man einwenden, die Fallzahlen seien zu klein und die Dauer der Katamnese sei zu kurz. Bemerkenswert bleibt trotzdem, daß Besserung oder völliges Verschwinden der Beschwerden nur aus der Gruppe von Patienten mit phasischen Depressionen und aus der Gruppe abnormer Reaktionen berichtet wurde.

Wie aber kommt eine *abnorme Persönlichkeitsentwicklung* zustande? Leider können wir das bislang ebenso wenig klar und bündig beantworten wie die Frage, wie denn die durch Ordentlichkeit und Solidität gekennzeichnete Persönlichkeit unserer Patienten mit phasischen Depressionen zustande kommt. Wir wissen noch nicht, welche Gesetzmäßigkeiten hier herrschen. Daß es allerdings Gesetzmäßigkeiten auch und gerade in der Persönlichkeitsentwicklung gibt, davon darf man überzeugt sein. Es ist z. B. nicht ratsam, zu früh, d. h. vor Vollendung des dreißigsten Lebensjahres, von einer abnormen Persönlichkeitsentwicklung mit ungünstiger Prognose zu sprechen, denn neuere Untersuchungen von *Petrilowitsch* [28] und von *Tölle* [35] und auch eigene Untersuchungen an Kranken mit postenzephalitischem Parkinsonismus [17] haben gezeigt, daß eine gewisse Nachreifung der Persönlichkeit auch nach dem zwanzigsten Lebensjahr möglich ist. Leider sind aber die wegen Prothesenunverträglichkeit in die Klinik kommenden abnormen Persönlichkeiten gewöhnlich zu alt für diese prognostisch günstige Aussage. Ob die Eltern des Herrn G. es tatsächlich an liebevoller Zuwendung in der Kindheit haben fehlen lassen, das können wir in diesem Falle nicht entscheiden, an materieller Unterstützung hat es jedenfalls nicht gefehlt. Die Eltern für alles spätere eigene Versagen als Sündenböcke heranzuziehen, das ist eine sehr moderne Reaktionsweise, sie wird von gewissen Richtungen der modernen Pädagogik unterstützt und sie ist zunächst auch sehr bequem. Gerade aber die Bequemlichkeit dieses Ausweichens vor eigener Verantwortung bewirkt, daß es bei einem Menschen, der in dieser Haltung verharrt, keine Ansatzpunkte einer psychotherapeutischen Hilfe geben kann.

Nicht alle unsere Patienten mit Prothesenunverträglichkeit innerhalb abnormer Persönlichkeitsentwicklung haben so über ihre Eltern geklagt wie Herr G. Ganz allgemein kann man von dieser Gruppe aber sagen, daß sie viel eher geneigt ist, andere anzuklagen und verantwortlich zu machen, als das bei depressiven Patienten der Fall ist.

8 Abnorme Erlebnisreaktionen

Die dritte Gruppe unserer Patienten umfaßt 25 Krankengeschichten, das sind abgerundet 19% der Gesamtzahl unserer Patienten mit psychogener Prothesenunverträglichkeit. Diese Patienten sind nicht in eine depressive Phase hineingeraten und man kann auch nicht sagen, daß es sich um eine abnorme Persönlichkeitsentwicklung bei ihnen handelt. Ihr Leben ist kaum durch vielerlei psychosomatische Vorerkrankungen gekennzeichnet. Freilich sind auch bei diesen Patienten Persönlichkeit und Lebenssituation zum Verständnis ihrer psychogenen Prothesenunverträglichkeit unentbehrlich, aber Persönlichkeit und Beziehungen zwischen Erleben und Lebenssituation sind bei ihnen anders beschaffen als in den beiden zuvor dargestellten Patientengruppen. Häufig trifft man hier dynamische, schaffensfrohe Patienten an, denen aber die Gewöhnung an die Prothese gerade wegen ihrer aktiven Beschäftigung mit ihr nicht gelingt. Ihre vielfältigen Bemühungen verhindern, daß der Zahnersatz eine Selbstverständlichkeit wird, welche die Aufmerksamkeit eben nicht den ganzen Tag fesselt. Lassen wir auch hier wieder einen Patienten seine Beschwerden schildern, und untersuchen wir seine Krankengeschichte.

Der 64jährige ehemalige Großkaufmann Herr H. berichtet, daß er schon seit einem Jahr nicht mit seinem Zahnersatz zurecht komme. Nach einer verändernden prothetischen Maßnahme hätten sich sofort Beschwerden eingestellt. Herr H. schildert das so:

„Vor einem Jahr wurden zwei Zähne überkront. Das war sofort ein Gefühl, als wenn ein Pflaster abgezogen würde. Diese beiden Zähne waren Pfeiler. Ich habe das sofort nicht vertragen. Schon auf einer Reise nach Ascona hatte ich beabsichtigt, einen Zahnarzt aufzusuchen. Ich kann damit essen – dann ist es erträglich, wenn die Speisen das isolieren. Nach einem halben Jahr wurde dieser Zahnersatz herausgenommen und ein neuer angefertigt. Aber das hat sich nicht geändert, das wurde nicht besser. Ich habe dann Papier und Folie dazwischen getan. (Der Patient holt unter der Prothese einen

Streifen Kunststoffolie hervor.) Jetzt ist nämlich zwischen Prothese und Oberlippe ein kleiner Speichelfluß. Da ist es erträglich. Sitzen tut es ja gut, wenn es nur zu ertragen wäre."

Der Patient klagt über ein brennendes Gefühl unter der Oberlippe. Er nimmt die Prothese heraus, wann immer sich das machen läßt. Er schneidet sich Folienstreifen zurecht, mit denen er eine Art Drainage unter der Gaumenplatte der Prothese erreichen möchte. Er hat sich über die zur Prothese verwandten Werkstoffe informiert, zumal das einige Beziehungen zu seiner früheren beruflichen Tätigkeit hat. Er beschäftigt sich sehr viel mit seinem Zahnersatz, und er möchte wirklich gern, daß er ihn tragen könnte wie alle anderen Leute auch. Je intensiver aber sein Bemühen, um so weniger selbstverständlich wird ihm die Prothese. Früher ist Herr H. durchaus nicht oft krank gewesen, in seinem Lebenslauf schreibt er:

„Außer einer Gesichtsrose vor ca. 20 Jahren und einer Erkrankung am großen Hüftnerv (Ischias) vor ca. 15 Jahren, die aber seitdem nie mehr aufgetreten ist, bin ich seit über 40 Jahren nie krank gewesen."

Die Biographie unseres Patienten und seine Tageslaufschilderung sind aber noch in anderer Hinsicht von großer Bedeutung. Der Tageslauf ist merkwürdig unerfüllt, zwischen Frühstück und Abendessen gibt es außer „verschiedensten alltäglichen Erledigungen" buchstäblich nichts mitzuteilen. Herr H. schreibt nach dem Tageslauf einen Zusatz: „Der Personenkreis, mit dem ich zusammentreffe, sind in der Hauptsache Leute aus meinen früheren Geschäftsverbindungen." Tatsächlich hat Herr H. seit dem Verkauf seines Geschäftes keine rechten Aufgaben mehr. Dieser Verkauf war sicherlich vom wirtschaftlichen Standpunkt aus gesehen vernünftig, Herr H. hat keine Kinder, er und seine Frau haben das große Geschäft gegründet und aufgebaut, beide haben sich allen widrigen Umständen zum Trotz nach oben gearbeitet, sie sind materiell gut versorgt, warum sollten sie sich noch weiter hetzen im Geschäft.

Es wäre nun interessant zu erfahren, wann Herr H. sein Geschäft aufgegeben hat. Das war wenige Monate, bevor die verändernde

Maßnahme am bislang ohne Beschwerden getragenen Zahnersatz vorgenommen worden war! Die internistische Untersuchung ergab eine Beschleunigung der Blutkörperchensenkungsreaktion auf 21/34 mm. Mit der Prothesenunverträglichkeit konnte dieser Befund nicht in Zusammenhang gebracht werden. Hautärztlich wurde ebenfalls kein belangvoller Befund erhoben. Neurologisch ließ sich keine Abweichung vom Normbefund feststellen. Psychopathologisch betrachtet, war der Patient keinesfalls depressiv verstimmt, ganz im Gegenteil zeigte er sich voller Aktivität, die, wie bereits gesagt, die Prothese zum Objekt hatte; andere Objekte für diese Aktivität standen, wie Tageslaufanalyse und vertiefte biographische Anamnese zeigten, in dieser Zeit dem Patienten nicht zur Verfügung.

Von einem Einzelfall auszugehen ist in der Psychopathologie so bedenklich wie in den somatischen Fächern der Medizin. Herr H. aber ist kein Einzelfall; wie alle in diesem Buch dargelegten Fälle ist er Repräsentant einer Gruppe. Die Gruppe, welcher Herr H. angehört, und auch die anderen hier vorgestellten Gruppen sind nach typischen, wesentlichen Merkmalen zusammengestellt. Diese Merkmale fallen als typische und wesentliche erst bei einer Übersicht über eine größere Anzahl von Fällen auf. Hilfreich allerdings ist es, daß die Schulpsychiatrie ein trotz aller Bedenken brauchbares diagnostisches Gerüst anbietet, in welches die differentialdiagnostisch zusammengefaßten Untergruppen unserer Patienten sich einordnen lassen. Für die Gruppe, welcher Herr H. angehört, wird die Diagnose „*abnorme Erlebnisreaktion*" von der Schulpsychiatrie angeboten. Allerdings ist auch angesichts dieser diagnostischen Bezeichnung einzuräumen, daß wir über den inneren Aufbau und über die Zusammenhänge des gestörten Erlebens noch wenig Kenntnisse besitzen. Die von *Pauleikhoff* [23] eingeführte Tageslaufanalyse gewährt uns immerhin einen gewissen Einblick in die Situation unserer Patienten und in die Beziehungen zu deren psychosomatischen Beschwerden.

Die Intensivierung gerade dieser psychopathologischen Forschung wäre aber von großer Bedeutung für die Therapie, denn genauso wie bei den phasischen Depressionen sehen wir auch bei den abnormen Erlebnisreaktionen ein Zusammentreffen von situativen Ereignissen, die den Lebensrhythmus der Patienten erschüttern, mit zahnärztlich-prothetischen Maßnahmen. Und trotz aller Verschiedenheiten zwischen phasischen Depressionen und abnormen Erlebnisreaktionen haben beide gemeinsam, daß durch dieses Zusammentreffen der Zahnersatz zu einem Kristallisationskeim der dann einsetzenden psychosomatischen Beschwerden wird. In der phasischen Depression allerdings ist das Erleben der Patienten viel schwerer gestört als bei abnormen Erlebnisreaktionen, und es sind noch andersartige psychopathologische Befunde zu erheben, das sei noch einmal wiederholt, um verwischenden Mißverständnissen entgegenzutreten.

Die therapeutische Bedeutung künftiger psychopathologischer Forschung zur Auslöserfunktion des Zahnersatzes bei diesen beiden heterogenen seelischen Störungen liegt darin, daß man vielleicht vermeiden lernt, durch den Zahnersatz Kristallisationskeime für psychosomatische Beschwerden zu setzen, wenn man die Situation des Patienten noch besser beurteilen kann, als das zur Zeit möglich ist. Dieser Gedanke ist bei der Abhandlung der phasischen Depressionen schon einmal hervorgehoben worden, und er wird auch in den beiden der Therapie gewidmeten Kapiteln noch einmal wiederkehren.

Hinsichtlich der *Entstehung psychosomatischer Beschwerden* hat sich schon seit längerer Zeit eine aus der Alltagspsychologie stammende Frage aufgedrängt, die hier nicht unerörtert bleiben soll: „Ja, bilden sich diese Leute ihre Beschwerden nicht ein?“ Bildet sich Herr H. seine Beschwerden ein? Bilden sich Frau A., Frau B. oder Frau E., um nur die eindrucksvollsten Krankengeschichten zu zitieren, bilden sie alle sich ihre Beschwerden ein? Ein belangvoller lokalisierbarer Befund konnte ja nicht erhoben werden!

Gegen das Wort „einbilden“ wäre ja gar nichts einzuwenden, wenn nicht ein sofort spürbarer negativer Wertakzent mit diesem Wort verbunden wäre. Einbilden, das wäre eine gute Metapher, und wir müssen hier immer in Metaphern reden, weil die im Kapitel „mens sana in corpore sano?“ dargelegten Schwierigkeiten eine andere Redeweise nicht zulassen. Das Seelische, so sagt dieses Wort, wenn man es unbefangen und naiv betrachtet, bildet sich ein, bildet sich ab im Körperlichen, so wie ein Prägestempel sich im Metall abbildet. Aber der in unserer Umgangssprache mit diesem Wort untrennbar verbundene negative Wertakzent sagt gleichzeitig: „Eingebildetes ist nicht echt! Man braucht sich nichts einzubilden! Anständige Leute bilden sich nichts ein, und wenn sie sich doch einmal etwas eingebildet haben sollten, dann können sie es sofort unterlassen, sofern man sie einmal auf diese Einbildung aufmerksam gemacht hat!" Diese Aussage aber ist eine so ungeheure Verdrehung des Tatbestandes, daß berechtigte Empörung entsteht bei allen unseren Patienten, wenn man ihnen so etwas sagt, und beim Autor auch, der diese Menschen hat leiden gesehen. Er verbürgt sich für die Echtheit der geklagten Beschwerden des Herrn H., der Frau A., B. und E.! Für die Echtheit der Klagen von Frau F. und die des Herrn G. kann diese Bürgschaft zwar nicht übernommen werden, aber Gefangene ihrer abnormen Persönlichkeitsentwicklung sind auch sie; auch sie können ihre Art zu leben nicht beliebig ändern, das Unechte ihrer Beschwerden ist gerade das, was die ungünstige Prognose wesentlich mitbestimmt.

Betrachtet man aber die Lebensläufe der Patienten mit abnormen Erlebnisreaktionen und mit phasischen Depressionen, so dürfte jedem unbefangenen Beobachter einleuchtend sein, daß diese Patienten vorher und nachher ganz anders leben, daß sie vernünftige, ordentliche Menschen sind, daß sie aber innerhalb der abnormen Erlebnisreaktion oder innerhalb der depressiven Phase aus dem Geleise geworfen sind und keinen Gewinn aus ihrem seelischen Leiden ziehen. Es macht ihnen keine Freude, von Arzt zu Arzt zu eilen und sich immer tiefgreifenderen Operationen zu unterwerfen.

9 Psychosen aus der Gruppe der Schizophrenien

Schon die Überschrift dieses Kapitels dürfte dem Leser wiederum eine Überraschung zumuten. Heißt das nicht einfach Schizophrenie? Warum eine so umständliche Formulierung, so möchte er vielleicht fragen. Darauf ist mit Entschiedenheit zu antworten: Das heißt nicht einfach Schizophrenie! Daß es zu einem solchen Sprachgebrauch kommen konnte, daß alle Welt von „der Schizophrenie" redet, das ist eine der vielen Ungereimtheiten auf dem Gebiet der seelischen Störungen, welche in früheren Kapiteln bereits beklagt wurden.

Der Schöpfer des Begriffs Schizophrenie, *E. Bleuler* [1], hat von vornherein eine Gruppe von verschiedenen seelischen Krankheiten, mit verschiedenen Verläufen und verschiedener Prognose im Sinn gehabt; schon 1919 hat er die Forderung aufgestellt, „daß man innerhalb der Gruppe der Schizophrenien nach Scheidewänden zu suchen hat." Es handelt sich bei dieser Forderung nach Unterscheidung innerhalb der schizophrenen Psychosen keinesfalls um eine akademische Finesse, vielmehr geht es um alltägliche und für jeden betroffenen Patienten wichtige Entscheidungen. In diesem Consilium ist es jedoch nicht ratsam, all zu tief in die sich hier darbietende psychiatrische Problematik einzudringen. Ein Hinweis war aber doch unerläßlich, denn die vier Patienten (~ 3%) mit Psychosen aus der Gruppe der Schizophrenien, die wir im Rahmen psychogener Prothesenunverträglichkeit gesehen haben, zeigten alle ein nach Symptomatik und Verlauf unterschiedliches Bild. Da wir annehmen dürfen, mit unserer Untersuchung einen repräsentativen Querschnitt der psychogenen Prothesenunverträglichkeit dargestellt zu haben, ist die Schlußfolgerung erlaubt: Patienten mit Psychosen aus der Gruppe der Schizophrenien kommen nur selten wegen psychogener Prothesenunverträglichkeit in die zahnärztliche Praxis. Es ist also nicht gerechtfertigt, dieser Gruppe von Psychosen hier einen zu weiten Raum zu gewähren, mag sie auch sonst wichtig und interessant genug sein. Eine Patientin soll aber vorgestellt werden. Sie hatte sich schriftlich an uns gewandt. Bemerkenswert ist zunächst die pseudo-physikalische Argumentation im Brief der Patientin. Diese Denkweise ist jedoch auch sonst sehr verbreitet.

Frau I., 63 Jahre alt, schrieb uns:

„Da ich vermute, an Bimetall-Symptomen heftig zu leiden, bat ich meinen Arzt und Zahnarzt, mir einen Kollegen zu nennen, der ein Potentialdifferenz-Meßgerät besitzt. Da sie mir keinen nennen konnten, wandte ich mich an die Ärztekammer in X., die mir den Rat gab, mich an Sie zu wenden.

Bitte, können Sie mir helfen? Ich bin nervlich am Ende. Wenn ich die Augen schließe, springen mir feurige Funken aus den Augen. Kunstfaserstoffe, die ich bis vor ca. 12 Jahren gut tragen konnte, lassen beim Ausziehen im Dunkeln bis zu 30 cm lange Flammen sehen. Ich leide seit derselben Zeit unter schaurigem Hautjucken. Der linke Arm, Rücken und Brust brennen wie Feuer. Die Gelenke sind verdickt. Am rechten Knöchel und an den Ellbogen entstanden rote Flecken, die überhaupt nicht vergehen. Verschiedentlich versteiften Finger-, Arm- und Beinmuskeln; die Fingermuskeln häufig dann, wenn ich einen Plastik-Kuli oder etwas Eisernes anfaßte. Morgens waren die Unterarme ganz schlaff und faltig. Sobald ich aufstehe straffen sie sich wieder.

Diese letzten Jahre im Dienst waren für mich eine einzige Qual. Da ich seit dem Sommer pensioniert bin (ich bin 63 Jahre alt), möchte ich herausbekommen, was mir fehlt. Ich habe mich ganz gründlich untersuchen lassen. Organisch bin ich völlig gesund. Bitte, können Sie mir helfen? Ehe ich Zahnprothesen erhielt, konnte ich unbedenklich Kunststoffwäsche tragen. Beim Ausziehen im Dunkeln knisterte die Wäsche und gelegentlich sprangen Fünkchen heraus. Das änderte sich schlagartig, als ich die erste Vollprothese erhielt. Im Oberkiefer befanden sich 2 Öffnungen aus Silber und Stahl für Sauger, im Unterkiefer rechts am Eckzahn ein ca. 2 cm langer Goldstift, der 1 cm freilag, am linken Eckzahn versteckt ein Silberdraht, beide ohne Funktion. (Das stellte ich aber erst Ende Oktober 1975 fest.) Seit der Zeit sprühten aus der Kunststoffwäsche 3 cm lange Flammen.

Nach einigen Jahren ließ ich mir eine neue Unterkiefer-Prothese machen, die – scheint's – aus einem Konglomerat von Metallen geformt war. Folge: 30 cm lange und 20 cm breite Flammen. Als mir das auffiel, nahm ich nach jahrelangem Tragen wieder die alte Unterkieferprothese mit dem Gold- und Silberstift. 1963 zog ich in ein Reihenhaus. Häufig hörte ich Funkzeichen. Bedrückend war, daß sich die Nachbarinnen darüber unterhielten, was ihre Eltern bei mir gesprochen hatten. Ich begann zu beobachten und bemerkte, daß die Bewohner des anderen Reihenhauses, das mir gegenüber lag, in ihrem Badezimmer zwei eiserne Telefonglocken, wie sie auf Telefonmasten angebracht sind, auf dem Fenster stehen hatten. Das Badezimmer lag in der Höhe meines Arbeitszimmers, in dem ich Besucher empfing.

Vertrauliche Gespräche bekannt? Mir wurde ängstlich zumute. Wenn das herumkam!

So zog ich 1967 in ein Einfamilienhaus. Wieder dasselbe. Vor dem Haus stand eine Straßenampel mit verzinktem Fuß. Daran entdeckte ich verschiedene kleine Magneten, in denen sich eine Rille befand. Man schien einen Perlonfaden quer über den Garten zu einem Lichtmast gelegt zu haben. Während im Reihenhaus nur die Schränke im Arbeitszimmer knackten, knackten hier nach kurzer Zeit alle Schränke. Wenn ich beim Heftenachsehen saß, klackte es auf einmal auf ein Heft wie ein Regentropfen, oder Geräusche (Ticken des Weckers, Umblättern eines Heftes) wurden auf einmal unerträglich laut. Auch der Straßenlärm schien auf einmal unerträglich laut. Dann machte es plötzlich „klick", als wenn man einen Schalter dreht, und es war leise. Da sich die Nachbarn auch hier wieder über das bei mir Gesprochene unterhielten, zog ich 1971 in ein 8-Familienhaus, Parterre: hier wurde es noch schlechter. Wieder unterhielten sich die Nachbarn über das Gesprochene, wieder knackte es in den Schränken, wieder wurde plötzlich der Straßenlärm lauter. Hinzu kamen jetzt aber Krämpfe. Sobald ich etwas Eisernes berührte oder einen Kuli anfaßte, setzten Krämpfe in den Fingern ein. Lag ich auf meiner Chaiselongue, hinter der sich eine Steckdose befand, bekam ich Wadenkrämpfe. Stellte ich etwas Metallenes auf den Tisch, Leuchter oder Dose, gaben sie plötzlich einen Ton von sich. Ja, selbst der Teelöffel auf meiner Kaffeetasse hüpfte und gab einen Ton von sich.

Rings um die Wohnung standen plötzlich unmotiviert Eisenstöcke. (Antennen?) Ich untersuchte den Keller und fand im Trockenraum unter meinem Wohnzimmer eine Elektrizitätsfalle oder -schleuse, wie mir unser Physiker sagte. Er wußte aber nicht, wie sie funktionierte.

In meinem Schlafzimmer, das über der Waschküche mit Waschmaschine lag, konnte ich es bald nicht mehr aushalten: Jeden Morgen schienen mit Funken wie Perlen aus den Augen zu blitzen, sobald ich die Augen im Dunkeln öffnete und schloß. Außerdem taumelte ich, und mir war sehr schlecht."

Die Prothesen der Patientin wurden zahnärztlich-prothetisch als völlig unzulänglich beurteilt. Natürlich bestand zahnärztlich überhaupt keine Möglichkeit, die Bimetall-Theorie der Patientin durch irgendeinen Befund zu unterstützen, es waren keine eigenen Zähne mehr vorhanden. Neurologisch ließ sich kein belangvoller Befund erheben. Bei Erhebung der vertieften biographischen Anamnese stellte sich heraus, daß die früher sehr resolute und eigenwillige Patientin seit mehr als zwölf Jahren völlig vereinsamt war. Als die Psychose begann, war Frau I. in den Endvierzigern, sie selbst sieht ihre Isolierung umgekehrt als durch die halluzinatorischen Phänomene verursacht an. Sie sagte:

„Ich bin in den letzten zwölf Jahren vereinsamt, seitdem das ist, als ich merkte, die Nachbarn unterhielten sich über das, was ich gesprochen hatte."

Frau I. ist übrigens felsenfest davon überzeugt, daß die Nachbarn wirklich alles abgehört und wirklich über sie gesprochen haben. Ohne allzutief in die komplizierte psychotische Symptomatik eindringen zu wollen, muß doch noch auf eine Besonderheit des Wahnsystems hingewiesen werden. Die Prothesenunverträglichkeit dieser Patientin gewinnt dadurch einen besonderen Beweggrund. Frau I. gibt nämlich nach längerer Exploration zu verstehen, daß die Prothesen zwar von verschiedenen Zahnärzten in ihrer Heimat angefertigt wurden, daß aber alle diese Zahnärzte durch einen ehemaligen Dentisten ungünstig, ja kriminell beeinflußt worden seien. Dieser Mann habe während des Krieges eine bedeutende Rolle in ihrer Heimat gespielt und auch jetzt noch habe er im Katastrophenschutz viel mit Funkgeräten zu tun, und wenigstens zweimal habe sie gesehen, daß er in der Nähe ihrer Wohnung eine Funkantenne habe errichten lassen.

Ohne sie näher erläutern zu wollen, soll nur die Diagnose dieser Patientin genannt werden. Es handelt sich um eine im vierten Lebensjahrzehnt entstandene *paranoid-halluzinatorische Psychose (Pauleikhoff* [25]). Diese Psychosen sind gekennzeichnet durch jahrzehntelangen, wahrscheinlich lebenslangen Verlauf, wobei jedoch außerhalb des Wahns Denk- und Kritikfähigkeit der Kranken nicht abnehmen. Die Patientin schien zu den Kliniken unserer Universität Zutrauen gefaßt zu haben, was hauptsächlich wohl dem Umstand zuzuschreiben war, daß diese Kliniken der Patientin unabhängig von der Einflußnahme jenes ehemaligen Dentisten zu sein schienen. Es ist aussichtslos und führte nur zum Abbruch der therapeutischen Beziehungen durch die Patientin, ihr den Wahn „ausreden“ zu wollen. Es konnte der Patientin der Rat gegeben werden, nicht mehr an der Aufklärung längstvergangener Dinge zu arbeiten, sondern sich vielmehr neuen positiven Zielen zuzuwenden, zumal sie nach ihrer Pensionierung Gelegenheit hat, solchen Interessen nachzugehen, die sie zur Zeit ihres Berufslebens hatte vernachlässigen müssen. Man durfte hoffen, daß die Patientin die in der Univ.-Zahn-Mund-Kiefer-Klinik neu angefertigten Prothesen tatsächlich tragen würde. Eine medikamentöse Unterstützung zur Zeit der Gewöhnung an die Prothesen und eine psychische Führung durch den Hausarzt waren zu empfehlen. Wenn auch der Wahn mit den uns zur Zeit verfügbaren therapeutischen Methoden in solchen Fällen nicht aufgelöst werden kann, ist es doch möglich zu erreichen, daß er entaktualisiert wird, daß er abgekapselt im Abseits verharrt.

Es bedarf wohl keiner besonderen Begründung, wenn im Anschluß an diesen Fall noch einmal die Forderung gestellt wird, daß eine enge Zusammenarbeit zwischen Zahnarzt und Nervenarzt unerläßlich ist. Darauf war schon in früheren Kapiteln hingewiesen worden, darauf wird in den abschließenden therapeutischen Kapiteln noch einmal einzugehen sein.

10 Extrapyramidal-motorische Störungen

Unser interdisziplinäres Forschungsprogramm war, wie das im ersten Kapitel dargestellt worden ist, durchaus nicht von vornherein und ausschließlich auf psychogenetische und psychosomatische Zusammenhänge ausgerichtet. Ganz im Gegenteil bestand zunächst die Arbeitshypothese, es könne sich bei der sogenannten Prothesenunverträglichkeit auch um neuralgische Schmerzen handeln.

Diese Arbeitshypothese mußte aber schnell fallengelassen werden. Im interdisziplinären Forschungsprogramm konnte keine Neuralgie diagnostiziert werden, und jetzt, nachdem die Zahl der nervenärztlich untersuchten Kranken auf 130 angestiegen ist, bleibt diese Aussage noch immer bestehen. Zwar wurden mehrfach Neuralgien bei unseren Patienten vermutet, es ließ sich aber, wie z.B. in der Krankengeschichte unserer Patientin Frau D. ausführlich dargestellt und begründet, durch kritische neuropsychiatrische Untersuchung niemals die Diagnose einer Neuralgie bestätigen.

Einmal hatten wir Gelegenheit, gleichzeitig mit dem Forschungsprogramm einen 68jährigen Mann mit einer echten Trigeminusneuralgie zu untersuchen. Dieser Patient trug oben eine totale und unten eine partielle Prothese. Bemerkenswert war aber, daß er seinen herausnehmbaren Zahnersatz überhaupt nicht ursächlich mit seinen Schmerzanfällen in Verbindung brachte. Er war im Gegenteil dankbar, einen gut passenden Zahnersatz zu haben. Er berichtete uns, daß er im Schmerzanfall die (künstlichen!) Zähne aufeinander beiße und daß ihm das Erleichterung verschaffe. Dieser Patient mit einer echten Neuralgie konnte daher nicht in das Programm „Prothesenunverträglichkeit“ aufgenommen werden. Auch sonst stellten seine Beschwerdeschilderung, Situation und Biographie eine krassen Gegensatz dar gegenüber dem, was wir von Patienten mit psychogener Prothesenunverträglichkeit gewohnt waren.

Da uns nun eine ausreichend große unausgelesene Gruppe von Patienten im Überblick zur Verfügung steht, darf man als Schlußfolgerung wohl formulieren: *Neurologische Erkrankungen spielen bei der Prothesenunverträglichkeit nur eine geringe Rolle,* in den allermeisten Fällen handelt es sich um psychogene oder im weiteren Sinne psychosomatische Beschwerden.

Keinesfalls ist mit dieser Formulierung gesagt, die neurologische Untersuchung sei daher überflüssig, die Kenntnis neurologischer Erkrankungen sei für einen nervenärztlichen Consiliarius in der Zahnheilkunde entbehrlich. Ganz im Gegenteil ist es die Auffassung des Autors, daß neurologische Untersuchung und klinisch-neurologische Erfahrung unentbehrlich sind für einen Consiliarius, der zu psychosomatischen Beschwerden im Bereich von Kopf und Gesicht einen Rat erteilen soll. Bei unseren Patienten mit Klagen über Prothesenunverträglichkeit hat die neurologische Untersuchung zwar mit wenigen hier in diesem Kapitel darzustellenden Ausnahmen nur unwesentliche Nebenbefunde zu Tage gefördert, aber es gibt auch vielerlei andere Beschwerden und Symptome im Bereich von Kopf und Gesicht, und da wird in vielen Fällen die neurologische Untersuchung den entscheidend wichtigen Befund liefern. Wer nicht neurologisch untersuchen kann, dem kann es ja geschehen, akute Erscheinungen eines Hirntumors überhaupt nicht wahrnehmen zu können!

Vier Patienten haben wir in dem Beobachtungszeitraum gesehen, in welchem wir unsere 130 Patienten mit psychogener Prothesenunverträglichkeit zu betreuen hatten, bei denen die neurologische Untersuchung einen interessanten und belangvollen Befund erkennen ließ. Zwei Patienten litten außerdem unter chronischen Depressionen, die Depression stand sogar im Vordergrund des Beschwerdebildes; deswegen sind diese beiden Patienten in der Gesamtzahl enthalten. Die beiden anderen Patienten wurden jedoch nicht der Gesamtzahl hinzugefügt, weil es sich nicht um psychogene Prothesenunverträglichkeit handelte, sondern vielmehr die neurologischen Symptome eindeutig im Vordergrund standen. Auch bei diesen Patienten waren allerdings psychische Reaktionen auf die neurologische Symptomatik vorhanden, deswegen mag es willkürlich erscheinen, sie nicht mitgezählt zu haben. Die Reaktionen dieser Patienten waren jedoch anders aufgebaut als die im Kapitel 8 beschriebenen. Aber die Frage des Mitzählens oder Absonderns dieser Patienten ist nebensächlich. Eine der beiden Krankengeschichten soll hier auch zur Veranschaulichung dargestellt werden.

Wichtig sind in diesem Zusammenhang zwei Überlegungen:
1. Neurologisches und Psychopathologisches läßt sich nicht trennen.
2. Alles, was sich im Gesicht abspielt, erlangt für die Persönlichkeit des Patienten große Bedeutung.

Offenbar ist dieser Grundsatz bei Frauen noch ernster zu nehmen als bei Männern.

Die 67jährige Frau K. wurde nervenärztlich consiliarisch untersucht, weil es sich bei ihr, wie es im Überweisungsschreiben hieß, einerseits um „chronische habituelle Luxation beider Kiefergelenke" handelte, andererseits die Patientin aber den Beginn ihrer Beschwerden mit der Eingliederung eines herausnehmbaren Zahnersatzes in Zusammenhang brachte. Frau K. sagte:

„Vor zwei Jahren bekam ich eine Prothese unten. Die saß zuerst locker, dann wurde sie vom Zahnarzt mit Gewalt reingepreßt. Da hat es angefangen, daß die Zunge rotiert."

Frau K. war keineswegs darauf aus, diesem Zahnarzt eine Vorwurf zu machen, sie ließ sich auch später darüber belehren, daß dieses möglicherweise gewaltsame Eingliedern der Teilprothese keinesfalls allein zureichende, oder auch nur wesentliche Ursache ihrer Bewegungsstörungen sein konnte. Diese letztgenannte Feststellung konnte schon aufgrund der Tatsache vertreten werden, daß nämlich Frau K. früher, also lange vor dem angeschuldigten Ereignis, bereits Bewegungs- und Haltungsstörungen gehabt hatte. Die Patientin war in einer auswärtigen neurologischen Universitätsklinik ein Jahr zuvor untersucht worden. Im uns zur Verfügung gestellten Arztbrief dieser Klinik wurde die Diagnose einer Hyperkinese der Zunge auf dem Boden einer zerebralen Gefäßsklerose mitgeteilt. Der Diagnose einer Hyperkinese war zuzustimmen. Es handelte sich um extrapyramidal-motorische Bewegungsstörungen der Zunge, der Kiefer- und Mundmuskulatur. Der Kopf wurde stets zu einer Seite geneigt gehalten und zeigte dabei einen leichten Tremor. Auf die Frage, wann das erste Mal diese Schiefhaltung des Kopfes beobachtet worden sei, antwortete die 68jährige Patientin: „Den Kopf schief gehalten habe ich schon in der Kindheit. Das haben mir meine Eltern schon gesagt.“ Wegen dieser anamnestischen Angabe ist die ätiologische Rückführung der extrapyramidalen Bewegungsstörung auf eine zerebrale Durchblutungsstörung natürlich sehr problematisch. Andererseits steht in diesem Falle, und in den meisten anderen gleichartigen Fällen ebenfalls keine bessere, eindeutige ätiologische Zuordnung zur Verfügung. Die volltändige neurologische Diagnose müßte in diesem Falle lauten: Zungenhyperkinese und periorale Hyperkinese im Rahmen eines Torticollis.

Es war in diesem Falle unverkennbar und ist den Nervenärzten auch bei anderen extrapyramidal-motorischen Störungen bekannt, daß die Bewegungsstörungen von psychischen Faktoren abhängig sind. Der Patientin selbst war schon aufgefallen, daß die Wälzbewegungen der Zunge abnahmen, wenn sie mit den Händen etwas zu tun hatte. Wenn sie sich dagegen ausruhen wolle, sagte die Patientin, fange die Zunge an „zu arbeiten“. Manchmal bleibt der Unterkiefer in Subluxationsstellung stehen und ist in dieser Stellung dann muskulär fixiert. Die Patientin hat selbst einen Kunstgriff erfunden, um ihn wieder in die Ausgangsstellung zurückzubekommen. Sie beißt anschließend an dieses Manöver die (zum Teil künstlichen) Zähne fest zusammen und kann auf diese Weise die Unruhe der Zunge für eine Zeit unterdrücken. Man müßte einen Film dieses Vorgangs und der gesamten extrapyramidalen Bewegungsstörung vorführen können, um das Beschriebene anschaulich werden zu lassen; wir haben uns mit einer Serie von Momentaufnahmen begnügen müssen (siehe Abb. 10 bis 13). Solche Tricks, wie Frau K. einen vorführt, sieht man bei Patienten mit Torticollis sehr häufig.

Es ist im Rahmen unseres Consiliums nicht möglich zu erklären, was unter Torticollis und unter extrapyramidal-motorischen Störungen zu verstehen ist; hierzu ist auf Lehrbücher der Neurologie zu verweisen. Eines nur muß noch ausgeführt werden, weil es für dieses Consilium sehr wichtig ist. Frau K. klagte darüber, daß diese Störung im Gesicht

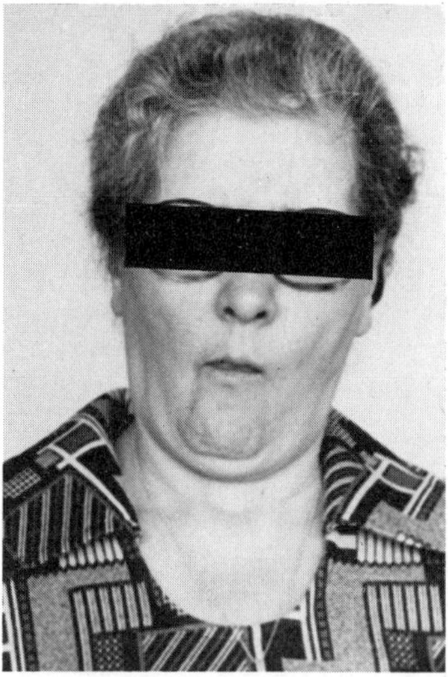

Abb. 10

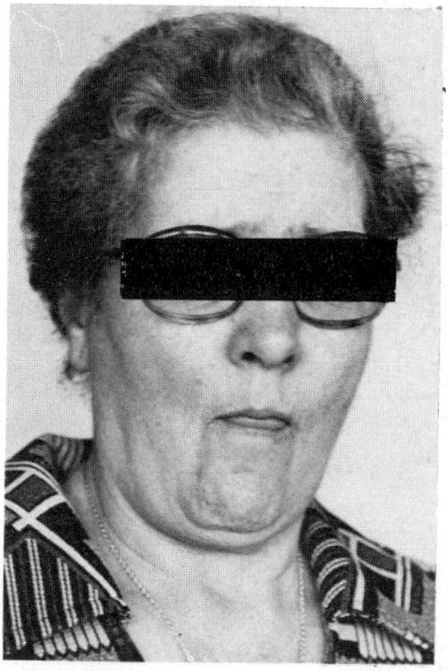

Abb. 11

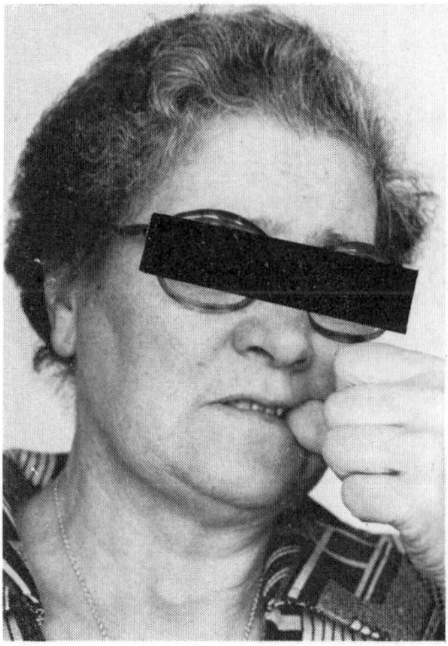

Abb. 12

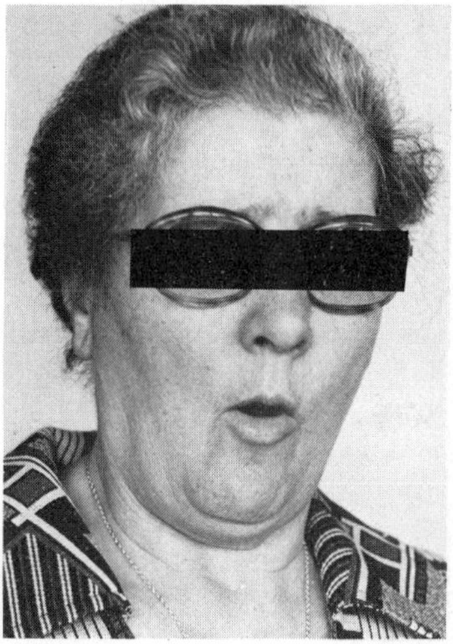

Abb. 13

Abb. 10–13: Patientin K.

für sie sehr peinlich und bedrückend sei. In der auswärtigen Universitätsklinik war dann auch völlig zu Recht eine depressive Erlebnisreaktion neben den Hyperkinesen des Mundes und der Zunge diagnostiziert worden. Frau K. erzählte eine Episode, in welcher die Bewegungsstörung im Gesicht Anlaß für eine taktlose und peinliche Reaktion der Umwelt war:

„Mit meinem Mann waren wir zu einem Essen in seinem Verein eingeladen. Da hatte ich das auch mit dem Mund. Da steht doch der Herr neben mir auf, verschwindet und kommt mit Zahnstochern wieder und sagt: ‚Nehmen Sie die, dann geht es leichter!' Dann ist man aber ganz fertig, wenn man so etwas erlebt hat."

Hier zeigt sich sehr eindrucksvoll, daß die beiden Grundsätze zutreffen, die wir über die Verbindung von neurologischer mit psychopathologischer Symptomatik und über die Bedeutung des Gesichts für die Persönlichkeit gesagt haben.

Eine *periorale Bewegungsunruhe* sieht man bei vielen älteren Menschen. Glücklicherweise ist sie meist nicht so störend wie bei Frau K. und bedarf daher wohl auch in den meisten Fällen keiner therapeutischen Bemühung. Diese periorale Unruhe oder auch die schwerere extrapyramidal-motorische Störung unserer Patientin Frau K. darf nicht mit dem *Würgen* verwechselt werden, welches bei manchen Patienten schon das Abformen zur Vorbereitung einer Prothese zu einem Problem macht. Später können solche Patienten wegen des Würgreizes die Prothese nur begrenzte Zeit tragen. Dieses Würgen ist nach unserer Erfahrung kein extrapyramidal-motorisches Symptom, sondern nichts als eine besondere Ausprägung psychogener Prothesenunverträglichkeit.

Die Therapie der extrapyramidalen Bewegungsstörungen unserer Patientin Frau K. ist nicht leicht zu bewerkstelligen. Von vornherein sollte klar sein, daß chirurgische Eingriffe an den Kiefergelenken und Veränderungen an der Prothese nicht helfen können. Die medikamentöse Behandlung, die bei manchen anderen Formen extrapyramidal-motorischer Störungen, z.B. beim Parkinsonismus, gute Erfolge bringt, ist beim Torticollis und bei perioralen Hyperkinesen noch nicht befriedigend. Man wird aber trotzdem nicht auf medikamentöse Therapie verzichten können, wenn die unwillkürlichen, extrapyramidal bedingten Bewegungen so störend sind wie bei Frau K.

Es ist nicht angebracht, in diesem Consilium alle zur Therapie in Frage kommenden *Medikamente* aufzuzählen, ihre Auswahl muß dem jeweils zum Consilium herangezogenen Nervenarzt überlassen bleiben. In der Behandlung unserer Patientin Frau K. hat sich, durch mehrmonatige Kontrollbeobachtung bestätigt, Atosil in einem solchen Maße bewährt, daß Frau K. sich durch den verbliebenen Rest der unwillkürlichen, extrapyramidal bedingten Bewegungen nicht mehr stark beeinträchtigt fühlt. Auch bei solchen Patienten mit extrapyramidal-motorischen Störungen, ja gerade bei ihnen ist eine psychotherapeutische Führung notwendig. Es mußte Frau K. verständlich gemacht werden, in welchem Ausmaß diese Bewegungen unwillkürlich sind, und wie emotionale Anspannungen gewöhnlich verstärkend darauf einwirken. Schon solche klärenden Worte sind hilfreich; zusätzlich wird auf das emotional Belastende verschiedener Situationen eingegangen, wobei die Persönlichkeit der Patientin bestärkt wird.

Glücklicherweise haben viele, leider nicht alle, extrapyramidalmotorische Störungen, besonders aber der Torticollis, auf lange Sicht die Neigung, nach Phasen der Verschlechterung auch wieder etwas in den Hintergrund zu treten, so daß die Prognose auch von dieser Eigengesetzlichkeit bestimmt wird.

11 Diagnostik und Psychotherapie durch den Zahnarzt (!)

Das Ausrufezeichen hinter der Kapitelüberschrift ist so zu verstehen wie auf einem Rezept, wo es dem Apotheker signalisieren soll, daß man diese ungewöhnliche Rezeptur wirklich verordnet hat, daß es sich nicht um einen Irrtum handelt. Es ist also wirklich so gemeint, daß der Zahnarzt nicht nur die psychogene Prothesenunverträglichkeit diagnostizieren soll, es wird darüber hinaus gefordert, daß er sich an der *Psychotherapie* der Patienten *beteiligen* muß. Es kann sich allerdings nur um die sogenannte „Kleine Psychotherapie" handeln, einen Begriff, den man in Analogie zum Fachwort „Kleine Chirurgie" gebildet hat.

Der schon an einige Überraschungen gewöhnte Leser möchte hier vielleicht doch Protest einlegen. Er hatte sich die Sache so vorgestellt: Der Zahnarzt stellt die Diagnose „psychogene Prothesenunverträglichkeit", und dann überweist er den Patienten zum Nervenarzt, der die Differentialdiagnose und die Therapie durchführt. Diese Vorstellung ist nicht falsch, nur ist darin mehrerlei vergessen oder nicht bedacht worden. Diese Patienten haben oft genug am Zahnersatz oder an den Zähnen zusätzliche, lokalisierbare Befunde, und wenn diese im Hinblick auf die psychogene Prothesenunverträglichkeit auch Nebenbefunde sein mögen, so sind sie doch wichtig genug und müssen früher oder später behandelt werden. Außerdem werden diese Patienten im allgemeinen bei ihrem Hauszahnarzt bleiben, und früher oder später mit neuen, womöglich völlig andersartigen Beschwerden in die Praxis kommen. Ganz abschieben an den Nervenarzt kann man Patienten mit psychogener Prothesenunverträglichkeit also nicht! Es läuft tatsächlich auf eine gemeinsam von Zahnarzt und Nervenarzt zu leistende Behandlung dieser Patienten hinaus.

Lesse [8], der hier schon mehrfach zitierte Autor, dessen Ausführungen so wertvoll sind, weil die Übereinstimmung bis in Detailfragen hinein reicht, sagt im Hinblick auf die Zusammenarbeit von

Zahnarzt und Nervenarzt: „If the dentist has no insight into the psychogenic aspects of the problem, however, he is likely to do more harm than good!" Wenn der Zahnarzt also, so meint er, keine Einsicht in die psychogenetischen Aspekte der Problematik hat, dann wird er wahrscheinlich mehr schaden als nützen. „Harm" und „good" ist in diesem Zusammenhang zu verstehen als „psychologisch schädlich" und „psychologisch gut". Wie aber könnte der Zahnarzt Schaden oder Nutzen im psychologischen Sinne stiften, wenn seine Rolle lediglich darin bestünde, eine vorläufige Diagnose zu stellen und eine Überweisung zu veranlassen?

Es ist hier etwas zu bedenken, das dem ausschließlich naturwissenschaftlich erzogenen Mediziner nicht sogleich einzuleuchten pflegt. *Mauz* [13] hat 1963 in einem Festvortrag auf einem Kongreß für Allgemeinmedizin von der „einmaligen Chance der ersten Begegnung zwischen Arzt und Patient" gesprochen und davor gewarnt, diese Chance zu verpassen. Die einmalige Chance der ersten Begegnung hat bei Patienten mit psychogener Prothesenunverträglichkeit allein der Zahnarzt, denn zu welchem anderen Arzt sollten diese Patienten wohl zuerst gehen! Wenn aber eine solche Patientin monatelang oder jahrelang behandelt wird, wie es z.B. Frau E. in Kapitel 6 geschildert hat, dann aber, wenn sich herausstellt, daß nichts hilft, ärgerlich gesagt bekommt, sie sei eben „zu empfindlich", dann ist die Chance der ersten Begegnung vertan. Es ist nicht zu erwarten, daß die Patienten eine solche Auskunft bereitwillig hinnehmen, um sich dann zum Nervenarzt überweisen zu lassen. Monate- oder jahrelange Polypragmasie läßt die Haltung und Einstellung des Patienten nicht unbeeinflußt. Er fürchtet, man nähme ihn nicht mehr ernst, wenn die somatisch ausgerichtete Therapie abgebrochen und die Überweisung zum Nervenarzt ausgesprochen wird. Und tatsächlich ist dieser Verdacht der Patienten oft genug nicht ganz unbegründet.

Die Einsicht des Zahnarztes in psychogenetische Probleme ist also nicht nur insofern wichtig, als durch sie so schnell wie möglich die richtige Diagnose gestellt werden soll, viel mehr noch ist diese Einsicht entscheidend für die Einstellung des Zahnarztes solchen Patienten gegenüber. Mit der Einstellung zum Patienten aber beginnt die Psychotherapie, und insofern ist die Kapitelüberschrift doch nicht falsch, wenn sie auch etwas pointiert formuliert sein mag.

Besonders bei depressiven Patienten, aber auch bei allen anderen mit psychogener Prothesenunverträglichkeit besteht der erste Schritt der psychotherapeutischen Behandlung darin, ihnen zu verstehen zu geben: *„An Ihren Beschwerden zweifle ich überhaupt nicht! Ich habe nur eine andere Erklärung als Sie dafür!“* Wer könnte das dem Patienten überzeugender sagen als der erstbehandelnde Zahnarzt? Tatsächlich leiden ja die meisten dieser Patienten schwer, obwohl sie keinen somatischen Befund haben. Bei abnormen Persönlichkeitsentwicklungen ist hinsichtlich der Echtheit und des Schweregrades des Leidens zwar eine etwas differierende Beurteilung angebracht, das ändert aber nicht den Grundtenor jener Aussage.

Obwohl der Verfasser als Hochschullehrer bekanntlich in einem elfenbeinernen Turm lebt, ist es ihm nicht unbekannt geblieben, daß die alltägliche ärztliche und zahnärztliche Praxis unter Zeitdruck und unter vielen anderen Zwängen zu funktionieren hat. Zeitdruck und jene Zwänge kommen auf verschiedene Weise zustande, alle aber hindern Arzt und Zahnarzt daran, sich mit der Persönlichkeit ihrer Patienten zu beschäftigen.

Aus der Sicht einer Psychologie und Psychopathologie der Persönlichkeit entsteht das größte Hindernis durch die Verbürokratisierung der ärztlichen Praxis. Die elekronische Datenverarbeitung wird durch sie zwar erleichtert, das Arzt-Patient-Verhältnis aber gestört. Der Sachverhalt ist außerordentlich kompliziert, und es wäre töricht, dem einen oder anderen Faktor die Alleinschuld an der Störung des Arzt-Patient-Verhältnisses zuschreiben zu wollen. Es kommt in diesem Zusammenhang darauf an, Hindernisse und Widerstände zu sehen, aber dennoch bei der Forderung zu bleiben, der Zahnarzt müsse die psychogene Prothesenunverträglichkeit nicht nur diagnostizieren, sondern sich auch noch an der psychischen Führung dieser Patienten beteiligen.

Zu dieser *Mitwirkung bei der Psychotherapie,* zu dieser psychischen Führung der Patienten ist keinesfalls ein großer Zeitaufwand nötig. Es ist auch von zahnärztlicher Seite ganz allgemein auf die Notwendigkeit einer „psychischen Konditionierung“ hingewiesen worden. *Marxkors* [11] sagte zu diesem Thema mit anderen Worten vieles von dem, was in diesem Consilium angesprochen ist. Vom „beratenden Gespräch“ war bei ihm die Rede, von der Notwendigkeit, den Patienten zu belehren, davon, daß man Überrumpelungen zu vermeiden habe und manchem Patienten Zeit für seine Entscheidung lassen müsse. Bei Patienten mit psychogener Prothesenunverträglichkeit gilt das alles in noch viel höherem Maße als es sonst wichtig und beherzigenswert ist.

Aus unserer Erfahrung mit der psychogenen Prothesenunverträglichkeit ist nur noch einiges hinzuzufügen. Ganz besonders wichtig ist es, bei depressiven Patienten keine Überrumpelungen mit therapeutischen Vorschlägen bzw. Maßnahmen zu riskieren. Denn wie wir deutlich in den Krankengeschichten von Frau A. und Frau B. gesehen haben, gewöhnen diese Patienten sich schwer an neue Situationen. In einigen Krankengeschichten mußte der Eindruck entstehen, daß Überrumpelung mit einem sachlich richtigen Therapievorschlag als provozierendes Moment der Depression gewirkt hatte. Allerdings befanden sich diese Patienten ausnahmslos bereits in einer durch andere Ereignisse vorgespannten Lebenssituation.

Es ist dringend davor zu warnen, in eine solche vorgespannte Situation den Zahnersatz als einen Kristallisationskeim für psychosomatische Beschwerden einzufügen. Allerdings muß eingeräumt werden, daß eine solche vorgespannte Situation nicht leicht zu erkennen ist. Das Erkennen einer schon bestehenden Depression oder einer anderen in diesem Consilium dargestellten psychischen Störung ist allerdings nicht so schwierig, und auch für bereits bestehende seelische Störungen gilt die Warnung vor dem Einfügen eines „Kristallisationskeimes“.

Wir würden wohl nicht so weit gehen wie *Lesse* [8], der schreibt: „No definitive dental work should be attempted until the underlying depression has been significantly ameliorated“. Diese generelle Warnung vor allen definitiven prothetischen Maßnahmen, solange die Depression keine Besserung zeigt, ist deswegen nicht unproblematisch, weil es chronische Depressionen oder andere chronische seelische Störungen gibt, auf deren Besserung man nicht warten kann. Ist aber Aussicht auf baldige Besserung, so soll man mit der prothetischen Maßnahme unbedingt warten; man soll dann mit allen zahnärztlichen Maßnahmen warten, sofern diese einen Aufschub zulassen. Man wird die Frage, ob baldige Besserung zu erwarten ist, nur durch ein nervenärztliches Consilium klären können.

Wir müssen *Lesse* aber zustimmen, daß während einer vorhandenen seelischen Störung die Gefahr groß ist, daß durch Einführung eines Zahnersatzes oder durch andere zahnärztliche Maßnahmen schlechte Resultate erzielt werden, mag das zahnärztliche Vorgehen auch noch so brillant sein. *Lesse* drückt das so aus: „The insertion of any mechanical devices or the changing of the charakter of the bite will fail and produce adverse results no matter how brillant the technical procedures may be."

Die *psychische Führung* der Patienten geschieht wesentlich durch *Worte.* Und es sei an dieser Stelle ein Rat angebracht zu dem, was man redet, oder besser nicht redet in Gegenwart unserer Problempatienten.

Bei dieser psychischen Führung sind keine großartigen Worte und keine besonderen schauspielerischen Leistungen notwendig; schlichtes, sachliches Argumentieren kommt am besten an. *Überflüssiges Gerede verunsichert den Patienten.* Was soll der Patient mit Ausrufen anfangen wie: „Das habe ich in meiner Praxis noch nie gesehen!" oder „Das gibt es ja gar nicht!" Der Patient hatte das aber, die psychogene Prothesenunverträglichkeit nämlich! Manche Redensarten sind sogar schädlich! Muß denn gesagt werden: „Ich habe Ihren Nerv nicht eingeklemmt, ich nicht!" Es handelte sich um psychogene Prothesenunverträglichkeit! Die laienhafte Vorstellung von dem durch eine mehrgliedrige Brücke eingeklemmten Nerv ist schon sehr ungut in psychologischer Hinsicht, noch schlechter aber ist der mit diesem Gerede implizierte Verdacht, es müsse jemand anderes „den Nerv“ eingeklemmt haben. Taktlos und grob ist es, einer vierzigjährigen Frau zu sagen: „Aber bei einer Frau in Ihrem Alter sollte das doch eigentlich keine Rolle mehr spielen“. Mit „das“ waren kosmetische Bedenken der Patientin zum Zahnersatz gemeint.

Der Patient soll Gelegenheit haben zu reden, damit der Zahnarzt diagnostische Einblicke zu dessen Persönlichkeit und Lebenssituation gewinnen kann. Der Zahnarzt dagegen sollte, jedenfalls bei unseren Problempatienten, nur das reden, was in psychotherapeutischer Hinsicht nicht schadet.

Wenden wir uns den Fragen der *Diagnostik* zu. Die Differentialdiagnose wird dem Nervenarzt überlassen bleiben, die Diagnose psychogene Prothesenunverträglichkeit kann und muß der Zahnarzt stellen. Diese Diagnostik ist einfach und ohne großen zeitlichen Aufwand zu bewerkstelligen. Man muß nur die Klagen der Patienten einmal anhören und sie mit dem Befund vergleichen. Da wird dem erfahrenen Praktiker zweierlei auffallen:

1. die Beschwerden sind ungewöhnlich,
2. sie stehen in einem krassen Mißverhältnis zum feststellbaren Befund.

Man kann sich nicht an einen festen Katalog von Klagen halten, allerdings kommen die in Tabelle 1 (S. 30) aufgeführten Beschwerden tatsächlich besonders häufig vor. Würgreiz und Brechreiz, salziger Geschmack des Speichels, Lippentrockenheit und das Gefühl, die Lippen oder auch die Wangen seien in ihrer Form verändert, könnten noch hinzugefügt werden. Ganz charakteristisch für Klagen infolge von psychogener Prothesenunverträglichkeit ist auch die Redewendung: „es ist, als ob …“ oder „es ist, als wenn …“. Offenbar wollen die Patienten durch diese Redewendungen die schwer zu schildernden Empfindungen umschreiben und verdeutlichen. Aber, wie bereits gesagt, sollte man sich nicht auf einen festgeschriebenen Katalog von Beschwerden verlassen. *Das Ungewöhnliche der vorgetragenen Beschwerden und das Mißverhältnis zum Befund sind als erster und zweiter diagnostischer Hinweis zu werten.*

Nachdem der Patient seine Beschwerden spontan oder nur durch kurze, keinesfalls suggestiv gestellte Fragen des Zahnarztes angeregt, vorgetragen hat, muß man gezielt fragen, um den ganzen Umfang der Beschwerden zu Gesicht zu bekommen. „Sind das alle Beschwerden? Haben Sie auch noch Beschwerden außerhalb von Mundhöhle oder Gesicht?" So könnte man diese Erweiterung der Beschwerdeschilderung einleiten. Hört man dann von gleichzeitigen Beschwerden in anderen Körperregionen, so kann es ja sein, daß dieser Patient in zwei oder drei oder noch mehr Körperregionen gleichzeitig drei oder noch mehr verschiedene Krankheiten hat. Dann sollte aber auch die diagnostische Erfahrung erwogen werden, daß psychosomatische Beschwerden etwas proteushaft Vielgestaltiges haben, daß das geradezu charakteristisch für sie ist. *Das Vielgestaltige, die den Versorgungsbereich des Nervus trigeminus überschreitenden, die sich an keine von Anatomie und Physiologie gesetzten Grenzen haltenden Beschwerden sind als dritter diagnostischer Hinweis zu wertten.*

Wenn der Patient spontan oder auf die Frage zur Vervollständigung der Beschwerden schon seelische Symptome wie Niedergeschlagenheit, Initiativeverlust, Unruhe oder Schlafstörungen vorgebracht hat, so ist es gut, und man muß diese Äußerungen des Patienten mit Aufmerksamkeit entgegennehmen. *Keinesfalls aber sollte der Zahnarzt an diesem Punkte der Anamnese direkt nach seelischen Symptomen fragen.* Das hat in den allermeisten Fällen eine verständliche mißtrauische Reaktion zur Folge, die zwar meist nicht ausgesprochen, innerlich aber nach unserer Erfahrung so formuliert wird: „Was geht das den Zahnarzt an! Der nimmt meine Beschwerden wohl nicht ernst!" Der Patient weicht daraufhin aus oder verschließt sich ganz.

Es kommt für die Diagnose „psychogene Prothesenunverträglichkeit" auch noch gar nicht darauf an, die innerseelischen, psychodynamischen Zusammenhänge kennen zu lernen, das ist eine Aufgabe für den Nervenarzt und dessen differentialdiagnostische Überlegungen. Das Seelische muß an diesem Punkt des diagnostischen Vorgangs zunächst einmal als das Mitreagieren der Persönlichkeit erkannt werden. Der Zahnarzt weiß doch, wie Patienten gewöhnlich auf Schmerzen reagieren, unsere Problempatienten aber reagieren anders: Der ganze Mensch, das ganze Leben ist, so wird durch die Beschwerdeschilderung deutlich, verändert, ist umgekrempelt, total aus dem Geleise geraten. *Der vierte diagnostische Hinweis besteht im Mitreagieren der Persönlichkeit, im Erfaßtsein des ganzen Menschen, seiner gesamten Lebenssituation.*

Der Zahnarzt sollte nicht direkt nach Problemen oder Spannungen in der Lebenssituation des Patienten fragen. Das ginge so ähnlich aus wie die direkte Frage nach seelischen Symptomen. „Haben Sie den Kummer?" mag eine gutgemeinte Frage sein, aber sie ist zu undifferenziert. Außerdem haben die Patienten mit phasischen Depressionen in den allermeisten Fällen eben keinen Kummer, oder jedenfalls nicht mehr Kummer als jeder andere Mensch. *Überlassen Sie die Erforschung der Lebenssituation Ihres Problempatienten dem Nervenarzt!*

Stellen Sie nur die Frage: „Hatten Sie früher schon einmal ähnliche oder gleichartige Beschwerden? Waren Sie überhaupt viel krank?" Die Antwort auf diese Fragen kann Hinweise geben auf frühere depressive Phasen oder auf lebenslanges Kränkeln einer abnormen Persönlichkeit.

Eine weitere Frage ist angebracht: „Wann haben Ihre Beschwerden angefangen und was hat sich damals in Ihrem Lebenskreis geändert?" Man muß sehr vorsichtig sein, daß der Patient jetzt nicht meint, man wolle kurzschlüssig ursächlich die Ereignisse in seinem Lebenskreis und seine Beschwerden in der Mundhöhle miteinander verknüpfen. Das ruft gewöhnlich Protest hervor! Überlassen Sie diese schwierige Verknüpfung dem Nervenarzt! Es kommt an diesem Punkte des diagnostischen Vorgehens, welches allerdings immer gleichzeitig als eine psychische Führung des Patienten aufgefaßt werden muß, es kommt hier vorerst nur auf die Erkennung zeitlicher biographisch-situativer Zusammenhänge an. Diese dienen als *fünfter diagnostischer Hinweis.* Schon im Kapitel 1 ist dieser Hinweis folgendermaßen formuliert worden: *Lebenssituation und Lebenslauf der Patienten stehen in Beziehung zu deren Beschwerdebild*

Mit Hilfe dieser fünf diagnostischen Hinweise, die man aus den spontanen und den erfragten Angaben der Patienten erhält, läßt sich die Diagnose psychogene Prothesenunverträglichkeit stellen. Allerdings sind diese Hinweise in der Wirklichkeit wahrscheinlich etwas schwieriger zu erkennen als hier auf dem Papier.

Aus dieser Schwierigkeit führt nur eine möglichst große klinische Erfahrung heraus. Denn man sieht gewöhnlich nur das, was man kennt! Dieser Grundsatz gilt uneingeschränkt in der gesamten medizinischen Diagnostik. Uns erscheint es sinnvoll, schon die Studenten in den klinischen Semestern auf die Probleme der psychogenen Prothesenunverträglichkeit hinzuweisen.

Zum Schluß des Kapitels muß auf eine Form der Psychotherapie hingewiesen werden, die der Zahnarzt bei psychogener Prothesenunverträglichkeit nicht, oder jedenfalls nicht gezielt anwenden sollte. Es ist die *Suggestivtherapie.* Suggestion spielt eine große Rolle im Bereich der Medizin, es tut nichts zur Sache, ob derjenige, der sie ausübt, davon weiß oder nicht. Die Untersuchungen von Placebo-Effekten bei Medikamenten haben viele Ärzte das Staunen gelehrt über das, was auf suggestivem Wege erreicht werden kann. Das Auftreten des Arztes, seine äußere Erscheinung, wie er redet, wie er sich verhält, das weckt Vertrauen oder auch das Gegenteil, in jedem Falle aber wirkt es suggestiv. Man kann also gegen ungezielte, unbeabsichtigte suggestive Einflüsse auf den Patienten nichts tun; vertrauenerweckend sollte man aussehen, das ist alles, was man hier raten kann. Etwas völlig anderes sind gezielte suggestive Maßnahmen. Man läßt sich die Prothese geben und macht irgendetwas, z.B. sie mit grünem oder blauem Licht bestrahlen, in den Kühlschrank legen oder noch etwas anderes; möglichst etwas, an dem komplizierte Apparate beteiligt sind, denn an Apparate glauben die Leute heute. Die alten Ärzte sagten, es sei wichtig, daß der Patient sehe, es geschieht etwas – ut aliquid fieri videatur! So erfolgreich dieses Verfahren auch auf anderen Gebieten sein mag, bei psychogener Prothesenunverträglichkeit hilft es offenbar meist nicht! Wir sprechen aus Erfahrung. Es bewirkt gewöhnlich das Gegenteil von dem, was beabsichtigt war, es bewirkt keine Linderung, sondern in den von uns beobachteten Fällen eine Intensivierung der Beschwerden. Auch die gezielte Suggestion durch Methoden der Außenseitermedizin hilft bei psychogener Prothesenunverträglichkeit nicht. Zuzugeben sei allerdings, daß wir nur diejenigen Patienten zu sehen bekommen konnten, bei denen Suggestivtherapie und Außenseitermedizin versagt hatten. Immerhin ist die Zahl dieser Patienten so groß und der Bericht über Zunahme der Beschwerden nach solchen Maßnahmen ist so oft von unseren Problempatienten gegeben worden, daß es gerechtfertigt erscheint, von diesen Verfahren bei Patienten mit psychogener Prothesenunverträglichkeit abzuraten.

12 Möglichkeiten und Grenzen nervenärztlicher Behandlung der psychogenen Prothesenunverträglichkeit

„Wie bekommt man den Patienten überhaupt hin zum Nervenarzt?“ möchte der erfahrene Praktiker vielleicht fragen. „Denn“, so könnte dieser Einwand weitergehen, „viele Patienten nehmen es ja schon übel, wenn man ihnen diesen Vorschlag macht!“ Das stimmt leider immer noch, wenn gleich die Scheu vor dem Nervenarzt etwas abgenommen hat. Aber auch wir haben solches Zurückschrecken der Patienten vor dem nervenärztlichen Consilium erlebt, und zwei Patientinnen mit abnormer Persönlichkeitsentwicklung haben nachher Protestbriefe geschrieben, die in der Feststellung gipfelten, sie seien „noch nicht reif“ für den Psychiater.

Die Abneigung, den Psychiater aufzusuchen hat vielerlei Gründe, von denen wir nur drei der wichtigsten besprechen wollen. Manchmal übrigens scheint eine gewisse Zurückhaltung gegenüber dem Besuch des Psychiaters noch besser zu sein als die in gewissen Kreisen entstehende helle Begeisterung, sich psychiatrisieren zu lassen, denn die Zurückhaltung ist kein so großes Hindernis für die Psychotherapie wie jene Pseudobegeisterung. Aber reden wir von den Gründen für die Schwierigkeiten, den Patienten zum Nervenarzt zu überweisen.

Der *erste Grund* für die Schwierigkeit besteht in der verpaßten Chance der ersten Begegnung zwischen Arzt und Patient (*Mauz* [13]). Wenn der Patient sich abgeschoben fühlen muß durch diese Überweisung, geht er wahrscheinlich nicht zum Nervenarzt, sondern zum nächsten Zahnarzt. Man muß den Patienten überzeugen, daß diese Überweisung ein ernstgemeinter Vorschlag mit dem Ziel der Besserung oder Heilung seiner Beschwerden ist.

Der *zweite Grund* liegt darin, daß der Psychiater in der öffentlichen Meinung eine merkwürdig schillernde, zwielichtige Gestalt ist, sie schwankt in der Bewertung des Publikums zwischen Witzblattfigur einerseits und unheimlichem Magier andererseits. Dagegen kann man im Einzelfall natürlich nichts unternehmen. Bedenken muß man allerdings, daß auf lange Sicht doch eine Besserung der Verhältnisse erzielt werden kann, wenn alle Ärzte gegenüber Psychiatrie und seelischen Krankheiten eine stets sachliche Stellungnahme erkennen lassen.

Der *dritte Grund* für Schwierigkeiten bei der Überweisung liegt im Wesen dieses Faches und der seelischen Krankheiten selbst, und das wird sich nicht ändern lassen. Mehr noch als körperliche Nacktheit fürchten die meisten Menschen die seelische Bloßstellung. Wie es sich aber in der somatischen Medizin nicht umgehen läßt, den Menschen auch unbekleidet zu untersuchen, so ist es in der Psychiatrie unumgänglich, sehr persönliche Dinge zur Sprache zu bringen. Wie in der somatischen Medizin Taktgefühl nötig ist, damit die körperliche Untersuchung nicht die Würde des Patienten verletzt, so ist, und zwar in noch viel höherem Maße, bei der psychopathologischen Untersuchung Taktgefühl erforderlich, damit nicht tatsächlich eine peinliche Bloßstellung daraus wird.

Im übrigen ist es mit der Bereitwilligkeit des Patienten zur psychiatrischen Untersuchung ähnlich beschaffen wie mit der Bereitschaft zu unangenehmen körperlichen Untersuchungen: Je mehr einer leidet, um so mehr Verständnis hat er gewöhnlich für helfende und heilende Maßnahmen. Auch das seelische Leiden macht den Patienten mit der Zeit „reif" für den Psychiater; will er nicht sogleich überwiesen werden, sieht er die Notwendigkeit vielleicht später ein, und abnorme Persönlichkeiten werden wohl deswegen nie „reif" für psychiatrische Behandlung und Psychotherapie, weil sie nicht echt und nicht tief genug leiden.

Im nervenärztlichen Zusatzgutachten über Frau D. in Kapitel 13 ist bereits die Rede davon gewesen, daß der Nervenarzt in einem solchen Falle eine kombinierte Behandlung durchführen sollte. Diese Behandlung bestehe einerseits in *psychotherapeutischer Führung* und andererseits in der Verordnung bestimmter *Medikamente.* Wie überall in der Medizin hängt der Erfolg nicht nur ab von der Behandlung selbst, sondern viel mehr noch von der Art der Erkrankung. Diagnose und Prognose der Krankheit müssen am Anfang der Therapie stehen. Daß Diagnose und Prognose in der Psychiatrie z. Z. noch schwieriger zu stellen sind als in anderen medizinischen Fächern, bedeutet keinen grundsätzlichen Unterschied. Eine psychotherapeutische Behandlung während einer laufenden gerichtlichen Auseinandersetzung, in der es um dieselbe Symptomatik geht, welche psychotherapiert werden soll, ist so gut wie aussichtslos. Aus diesem Grunde war im Anschluß an das Gutachten über Frau D. bereits gesagt worden, daß die seelische Fixierung auf die lokale Symptomatik in einem solchen Falle meist für die Psychotherapie wie auch für die medikamentöse Therapie unüberwindlich ist. Hier liegt eine der Grenzen nervenärztlicher Behandlungsmöglichkeit.

Bei abnormen Persönlichkeiten mit psychogener Prothesenunverträglichkeit wird diese Grenze gewöhnlich ebenfalls sehr schnell erreicht. Wenn es gar so ist, wie im Falle unseres Patienten G. im Kapitel 7, daß nämlich abnorme Persönlichkeitsentwicklung und laufendes Gerichtsverfahren zusammentreffen, dann ist ein Behandlungsversuch zwecklos. Herr G. war nicht im geringsten daran interessiert, daß man ihm seine Symptome weg-psychotherapiere, oder sie mit Medikamenten beseitige, er benötige diese Symptome doch dringend als Waffe in der gerichtlichen Auseinandersetzung; in jeglichen anderen Auseinandersetzungen brauchte Herr G. sie übrigens auch, und das seit seiner frühen Jugend. Bei abnormen Persönlichkeitsentwicklungen ist die psychogene Prothesenunverträglichkeit nur das vorerst letzte Kapitel in einem ganz langen Roman. Die psychische Führung dieser Patienten kann nur darin bestehen, zu verhüten, daß sie „immer tiefgreifenderen Operationen unterworfen" werden, wie *Mumenthaler* [21] das formuliert hat.

Eine medikamentöse Therapie mit Tranquilizern kann zur Erleichterung der Gewöhnung an den Zahnersatz zwar auch bei abnormen Persönlichkeiten versucht werden, hüten muß man sich aber in einem solchen Falle vor der Gefahr des Medikamentenmißbrauchs durch den Patienten. Die Prognose quoad sanationem ist schlecht bei abnormen Persönlichkeitsentwicklungen, die das vierte Lebensjahrzehnt überschritten haben, und die Therapieerfolge sind auch schlecht.

Dieses nervenärztliche Consilium kann nicht den Zweck haben zu erklären, *welche Indikation bei welcher seelischen Störung für welche Art der Psychotherapie* zu stellen ist. Das zu entscheiden wird Sache des behandelnden Nervenarztes sein. Der Versuch, an diesem Punkte eine klärende Übersicht zu schaffen, würde in ein noch viel dichteres Gestrüpp von Problemen führen als wir es im Kapitel 4 kennengelernt haben. Vom Standpunkt des Autors, der eine personale Psychotherapie im Sinne von *Mauz* [12] und *Pauleikhoff* [26] vertritt, erscheint die orthodoxe Psychoanalyse ebenso wie die moderne Verhaltenstherapie bei psychogener Prothesenunverträglichkeit ungeeignet. Es kommt, von diesem Standpunkt aus gesehen, in jedem Falle darauf an, den Blick des Patienten von seinen Symptomen weg auf die Gesamtheit seiner Störung zu führen. Sieht er ein, daß tatsächlich sein gesamtes Dasein aus dem gewohnten Rhythmus geraten ist, daß die Mißempfindungen in Mundhöhle und Gesicht nur Teil eines Ganzen sind, so sieht er wohl auch ein, daß von einem Teil, d.h. vom Zahnersatz allein, das Ganze nicht abhängen kann. Herrscht Zustimmung darüber, so muß versucht werden, den Blick des Patienten in die Zukunft zu lenken, auf neue Ziele, die jedenfalls außerhalb von Mundhöhle und Gesicht gelegen sein müssen.

Die von *Sabinski* [30] durchgeführte katamnestische Befragung unserer Patienten hat positive Resultate nur bei Patienten mit Depressionen und abnormen Erlebnisreaktionen erkennen lassen, alle Patienten mit abnormer Persönlichkeitsentwicklung berichteten über unverändertes Fortbestehen ihrer Beschwerden. Die kombinierte nervenärztliche Behandlung hat demnach günstige Resultate nur bei Patienten mit ohnehin günstiger Prognose gezeigt. Aussagen über therapeutische Effizienz sind schwierig, und da wir erst einen Anfang systematischer Erforschung und Behandlung der psychogenen Prothesenunverträglichkeit gemacht haben, ist Vorsicht bei allen Aussagen über therapeutische Erfolge am Platze. Andererseits ist die Behandlung der psychogenen Prothesenunverträglichkeit ein großes und drängendes Problem, und gerade weil wir am Anfang stehen, können wir uns nicht der Verpflichtung zu einem Erfahrungsbericht entziehen.

Eines kann man wohl mit Sicherheit sagen: *Analgetica sind völlig nutzlos bei psychogener Prothesenunverträglichkeit!* Auch die bei Trigeminusneuralgie mit Erfolg eingesetzten Mittel helfen nicht, es handelt sich eben nicht um eine Neuralgie. Das Würgen und den durch die Prothese hervorgerufenen gesteigerten Brechreiz versuchten wir durch Antiemetica zu lindern oder zu beheben, der Erfolg war nicht ermutigend; besser schienen auch bei diesem Symptom Tranquilizer und anxiolytisch wirkende Medikamente zu helfen.

In der *medikamentösen Therapie* der psychogenen Prothesenunverträglichkeit haben sich uns als Antidepressiva Thioridazin (Melleril) und Amitryptilin in Kombination mit Chlordiazepoxid (Limbatril) bewährt, als Transquilizer Prazepam (Demetrin) oder Promethazin (Atosil).

Der Leser wird, falls er das Kapitel 4 zur Kenntnis genommen hat, wohl nicht glauben, der Autor habe die Vorstellung, diese Medikamente hätten auf die seelische Störung eine solche direkte Wirkung wie Insulin auf den Diabetes mellitus. Ihre Wirkung kann nur eine indirekte sein. Und es geht auch nicht an, nur 3×1 davon zu verordnen und sich um die psychotherapeutische Führung des Patienten überhaupt nicht zu kümmern! Die Behandlung der psychogenen Prothesenunverträglichkeit muß wirklich eine kombinierte Therapie sein. Gute Hilfsmittel sind diese Medikamente gewiß, man muß allerdings gelernt haben, mit ihnen umzugehen. Nach den eigenen Erfahrungen ist eine nicht zu hoch dosierte, aber kurmäßig über wenigstens 6 bis 8 Wochen geführte medikamentöse Therapie mit jeweils einem der Mittel am geeignetsten.

Eine weitere Grenze der nervenärztlichen Diagnostik und Therapie wird da erreicht, wo es um Beurteilung und Therapie von Befunden an den Zähnen oder am Zahnersatz geht. Hier ist der Nervenarzt nicht sachverständig genug, um selbstständige Entscheidungen treffen zu können, er ist also auf die Information und Beratung durch den Zahnarzt ebenso angewiesen, wie umgekehrt der Zahnarzt auf seinen Rat und Therapievorschlag. Eine enge Zusammenarbeit zwischen den Ärzten dieser beiden verschiedenen Fächer der Medizin ist also unumgänglich in der Behandlung von Patienten mit psychogener Prothesenunverträglichkeit. Der Nervenarzt muß allerdings, wenn er auch nicht selbständig auf zahnärztlichem Gebiet entscheiden kann, soviel Kenntnisse über Anatomie, Physiologie und zahnärztliche Klinik besitzen, daß er ein brauchbarer Gesprächspartner ist, der das ihm Gesagte verstehen und in den geeigneten Rahmen einordnen kann. Diese Forderung wird jedermann einleuchten, sie muß aber auch umgekehrt gelten in einem Gespräch unter Ärzten, die ein Consilium halten über einen gemeinsamen Patienten. Hoffen wir, daß dieses Buch zu einer Verständigung über Fachgrenzen hinweg beiträgt , zu einer Verständigung im Hinblick auf die Ganzheit des leidenden Menschen.

13 Anhang: Nervenärztliches Zusatzgutachten zur gerichtlichen Klärung des Vorwurfs eines Kunstfehlers

Frau D., eine 35jährige Hausfrau und frühere Geschäftsfrau, war von ihren Zahnärzten verklagt worden, weil sie sich geweigert hatte, einen nicht unerheblichen Restbetrag zur Begleichung der zahnärztlichen Rechnungen zu zahlen. Vor Gericht ließ Frau D. durch ihren Anwalt erklären, sie sei deswegen nicht zur Zahlung verpflichtet, weil der Zahnersatz ihr von vornherein Beschwerden und Schmerzen verursacht habe, die auch durch nachbessernde Maßnahmen nicht behoben worden seien. Die als Kläger auftretenden Zahnärzte wurden vom Anwalt der Frau D. mit dem Vorwurf belegt, sie hätten bei der Behandlung dieser Patientin einen ärztlichen Kunstfehler begangen. Das Gericht stellte im Beweisbeschluß an den zahnärztlichen Hauptgutachter die Fragen, ob der Zahnersatz tatsächlich Schmerzen bereite, ob er fehlerhaft sei, und ob den Klägern der Vorwurf eines ärztlichen Kunstfehlers gemacht werden könne.

Das nervenärztliche Zusatzgutachten hatte folgenden Wortlaut:

Vorgeschichte nach den Angaben der Untersuchten:

„Das ging los mit einer Kieferhöhlenentzündung, das ging so nicht zurück, das ist dann operiert worden. Das war 1968, danach war zeitweise die linke Seite im Gesicht taub. Das war etwa neun Monate so, als ob die Betäubung langsam zurückging. Seitdem hängt der Mundwinkel. Wenn ich nicht aufpasse, läuft mir auch etwas aus dem Mund. Der Nerv sollte durchtrennt werden. Ich suchte aber einen anderen HNO-Arzt auf, der schickte mich zu Frau Dr. X. Die stellte die Diagnose Trigeminusneuralgie und ich bekam dann Tegretal. Ich habe das dann lange Zeit genommen und nehme es auch heute noch. Vor drei Jahren wurde ich zum Zahnarzt geschickt. Das war Anfang August 1972. Vier Zähne wurden gezogen und vier abgeschliffen. Ich kriegte wahnsinnige Schmerzen, auch auf der anderen Seite. Früher hatte ich die Schmerzen nur links, wo die Operation war, jetzt auch rechts. Nach acht Tagen wurde die Brücke heruntergenommen und es wurde die Schleimhaut genäht. Ich bekam auch Penicillin. Ich hatte Fieber und es war entzündet. Im September 1972 wurden noch zwei Backenzähne gezogen, die Wunden gingen auch nicht zu und wurden nach drei Tagen genäht. Im selben Jahr wurde noch ein Zahn gezogen, die Wunde wurde dann sofort genäht. Ende 1972/Anfang 1973 wurden die restlichen Zähne abgeschliffen. Die Schmerzen waren nicht so schlimm wie anfangs, aber ohne Schmerzen bin ich nie seit 1968. Die Schmerzen sind nicht an allen Tagen gleich heftig. Das Zahnfleisch schwillt an. Ich habe das Gefühl, als ob das Ganze nicht mehr paßt im Mund. Mit Geruch und Geschmack habe ich auch Beschwerden. Ich rieche, was penetrant ist, aber sonst nichts, z.B. Kartoffelanbrennen rieche ich nicht, ich könnte daneben stehen. Ich habe schon mehrfach Nierenkoliken gehabt, das letzte Mal im Mai 1975. Das erste Mal im Herbst 1973, da war Blut im Urin und eine blutige Harnblasenentzündung. Husten habe ich jetzt über Wochen. Das geht auch mit Penicillin nicht weg."

Auf spezielle Fragen gab die Untersuchte an, daß sie vier Kinder habe. Die Geburten seien normal gewesen. Bei der zweiten Geburt habe sie unter Einwirkung von Evipan gekrampft. Zeitweilig habe sie auch in Verbindung mit der Regel Krampfanfälle. Zu diesen Krampfanfällen wurden folgende Angaben gemacht:

„Die Hände und Beine sind dabei verkrampft. Ich konnte aber alles um mich verfolgen. Es wurde Kalzium gespritzt, 1962 war das. Ende 1961 haben die begonnen. Ich war damals stationär im X-Hospital und es wurde ein Luftencephalogramm gemacht, es wurde aber nichts gefunden. Es hat sich dann wohl gegeben, aber es kommt auch in den letzten Jahren manchmal vor. Als sich das 1962 mit diesen Anfällen gegeben hat, hatte ich dann bald geheiratet und war dann schwanger und in der Schwangerschaft ist es mir immer gut gegangen, bis auf morgendliches Erbrechen. Es fällt mir jetzt sehr schwer, meine Arbeit zu verrichten. Mit Mühe und Not bringe ich das Mittagessen auf den Tisch. Das geht schon seit 1972 so. 1972 war es aber noch schlimmer. Die Kinder mußten sich selbst versorgen. Man findet sich nicht damit ab, daß man es doch nicht schafft! Man sieht, daß man es doch nicht schafft! An manchen Tagen möchte ich mich verkriechen! Ich möchte keinen sehen! Wenn man mir dann was abfordert, habe ich einfach das Gefühl, ich kann nicht mehr. Ende 1967 fing das an, mit Kribbeln im Gesicht. Da hatte ich Schnupfen und das wurde geröntgt. Es wurde vom HNO-Arzt wohl zehnmal gespült, es mußte dann operiert werden. Das jüngste Kind war damals 5–6 Monate alt, als das anfing."

Auf weitere spezielle Fragen antwortete die Untersuchte:

„Ostern vor zwei Jahren war es einmal besonders schlimm. Mein Mann hatte damals gedacht, ich hätte zuviel Tabletten genommen und ich war im Y-Krankenhaus. Vorher war der Tod von Verwandten und ich war auch von einer Schwägerin mit Eheproblemen belastet worden. Es kam dann auch bei uns zu einer ehelichen Verstimmung.

Das dumpfe Gefühl und das Zucken im Gesicht fing an, als das jüngste Kind 5–6 Monate alt war. Während der ersten Schwangerschaft war eine Nierenstauung. Sonst habe ich mich immer wohl gefühlt, ich habe ja auch noch neben dem Haushalt gearbeitet. Mein Mann hatte sich 1970 selbständig gemacht. Bis Januar 1975 habe ich neben dem Haushalt auch noch etwas Bürotätigkeit gemacht. Das Geschäft mußte dann aufgegeben werden. Auf die Beschwerden hatte das keine Auswirkung. Das hat mir natürlich leid getan mit dem Geschäft. In letzter Zeit gibt es auch Schwierigkeiten mit dem Ehemann. Ich war in den vergangenen Monaten immer so unruhig und hielt es im Haus nicht mehr aus. Von Natur aus bin ich eher schwernehmend. 1969 hatte ich einmal eine Erholungskur, danach waren die Beschwerden besser, jedenfalls der Schwächezustand war besser, die Schmerzen waren gleichgeblieben."

Befund:

35jährige Frau in reduziertem Ernährungszustand. Bei klinischer Untersuchung läßt sich an den inneren Organen kein sicher krankhafter Befund erheben.

Neurologischer Befund:

Kopf frei beweglich, keine Nackensteife.

Hirnnerven: Bei der Prüfung mit aromatischen Riechstoffen gibt die Patientin zunächst Unsicherheit an, später werden aber fast alle Geruchsproben sicher erkannt. Eine organische Riechstörung ist damit sehr unwahrscheinlich. Die linke Stirn und die linke Wange werden als hypästhetisch angegeben. Die Zone der angegebenen Hypästhesie entspricht nicht dem Versorgungsgebiet eines peripheren Nerven. Es ist auch keine zentrale Entsprechung festzustellen. Sonst im Bereich der Hirnnerven völlig regelrechter Befund.

Extremitäten: Tonus, Trophik und Kraft sind ungestört. Die Eigenreflexe der Muskeln sind mittellebhaft, seitengleich. Pathologische Reflexe können nicht nachgewiesen werden.

Rumpf: Keine Paresen.

Bauchhautreflexe: Seitengleich auslösbar.

Koordination: Sicherheit bei allen koordinativen Prüfungen.

Sensibilität: Außer der unter der Überschrift Hirnnerven bereits referierten Angabe über eine uncharakteristisch begrenzte Zone von Hypästhesie wird angegeben, daß die linke Schulter, nicht dagegen die linke Halsseite unterempfindlich sei. Auch diese Zone der Unterempfindlichkeit ist uncharakteristisch begrenzt und entspricht weder einem peripheren noch einem zentralen Verteilungsschema.

Vegetativum: Unauffällig.

Psychopathologischer Befund: Die 35jährige Hausfrau und ehemalige Geschäftsfrau ist in der Untersuchungssituation orientiert und verhält sich dieser Situation entsprechend. Es bestehen keine Schwierigkeiten, mit der Untersuchten Kontakt aufzunehmen. Wissen und Intelligenz entsprechen der Lebensstellung und dem Lebensweg. Bei vertiefter biographischer Anamnese, unterstützt durch einen zwischen der ersten und zweiten Untersuchung von der Untersuchten geschriebenen Tageslauf, stellt sich folgende biographische Entwicklung dar. 1961 im Zusammenhang mit einem

Konflikt traten Anfälle auf, die der Beschreibung und der biographischen Verknüpfung nach mit Sicherheit als tetaniforme Anfallszustände zu diagnostizieren sind. 1967, etwa 5 bis 6 Monate nach der Geburt des letzten Kindes, begannen die Gesichtsmißempfindungen und Schmerzen, die bis heute bestehen geblieben sind. Außerdem aber fallen in diesen Zeitraum seelische Beschwerden wie Abgespanntheit, Angeschlagenheit, depressive Verstimmung einerseits, andererseits das Gefühl der Unruhe und das Gefühl, nicht mehr im Haus allein sein zu können. Von der Untersuchten wird geschildert, zu welchen situativen Spannungen es in Verknüpfung mit den körperlichen und psychischen Beschwerden im familiären Bereich gekommen ist.

Auf die Durchführung von Spezialuntersuchungen konnte verzichtet werden, da von diesen Untersuchungen im Rahmen dieser gutachtlichen Fragestellung keine weitere Information erwartet werden konnte.

Beurteilung: Aufgrund der zahnärztlichen und zahnärztlich-prothetischen Untersuchungen der Beklagten, Frau D., mußte man zu dem Schluß kommen, daß die Beschwerden der Untersuchten nicht allein vom Lokalbefund her erklärt werden konnten, daß vielmehr eine nervenärztliche Untersuchung und Beurteilung notwendig sei. Die Frau D. behandelnden Ärzte haben ganz offensichtlich schon vor mehreren Jahren ebenfalls die Auffassung gehabt, daß die Beschwerden in diesem Falle nervenärztlich beurteilt werden müßten. Die Beschwerden der Frau D. hatten ihren eigenen Angaben zufolge Ende 1967 eingesetzt, sie wurden 1968 wiederholt HNO-ärztlich behandelt. Schon damals soll von einer Nervdurchtrennung gesprochen worden sein. Frau D. suchte dann jedoch ihren Angaben zufolge eine Nervenärztin auf und es sei die Diagnose auf eine Trigeminusneuralgie gestellt worden, fernerhin sei Tegretal verordnet worden. Es handelt sich beim Tegretal tatsächlich um ein Mittel, welches auch bei Trigeminusneuralgien eingesetzt wird.

Die jetzt vorliegende Befunderhebung und Verlaufsbeobachtung kann die seinerzeit offensichtlich gestellte Diagnose auf eine Trigeminusneuralgie jedoch nicht unterstützen. Zur Diagnose einer Trigeminusneuralgie wäre die Beschränkung der Beschwerden auf einen oder auf mehrere Äste eines N. trigeminus notwendig. Diese Beschränkung der Beschwerden auf ein bestimmtes Gebiet ist hier aber nicht vorhanden. Außerdem verläuft eine Trigeminusneuralgie anfallsweise und schließlich pflegt bei einer Trigeminusneuralgie das sogenannte Triggerphänomen vorhanden zu sein, was bedeutet, daß von bestimmten Punkten aus ein solcher eng umschriebener Schmerzanfall ausgelöst werden kann. Das Beschwerdebild bei der Untersuchten ist jedoch ganz anders und es verläuft völlig andersartig. Schließlich ist das Beschwerdebild verknüpft mit seelischen Beschwerden, die bei einer Trigeminusneuralgie in dieser Weise ebenfalls nicht beobachtet werden.

Die Diagnose einer Trigeminusneuralgie ist also bei kritischer Prüfung und bei der jetzt vorliegenden Befunderhebung und Verlaufsbeobachtung nicht zu halten. Wenn man aber schließlich auf die Fragen des Beweisbeschlusses eingehen will, so muß zuvor unbedingt die diagnostische Einordnung der Beschwerden der Untersuchten erfolgen. Bei vertiefter biographischer Anamnese legt der Verlauf der Beschwerden die vorläufige Diagnose auf psychosomatisch bedingte Beschwerden nahe. Wie die biographische Anamnese beweist, ist die Untersuchte eine Persönlichkeit, bei der psychosomatische Beschwerden auch schon vor dem jetzigen Beschwerdekomplex aufgetreten sind. Es handelt sich dabei um sogenannte tetaniforme Anfälle, die 1961 in einer konflikthaften Situation erstmals auftraten und sich auch später in gleichartigen Situationen wiederholten. Aus der mehrjährigen Zusammenarbeit mit der prothetischen Abteilung der hiesigen Universitäts-Zahn-, Mund- und Kieferklinik ist bekannt, daß sogenannte atypische Gesichtsschmerzen oft in psychosomatischen Zusammenhängen entstehen. Die von uns im Schrifttum vertretene Auffassung wird auch im internationalen wissenschaftlichen Schrifttum unterstützt. Im Falle der Untersuchten muß man bei Berücksichtigung aller jetzt zur Verfügung stehenden Informationen die Diagnose auf psychosomatisch bedingte Gesichtsschmerzen im Rahmen einer chronischen Depression stellen. Diese Schmerzen und diese Depression haben bereits 1967, etwa fünf bis sechs Monate nach der Geburt des letzten Kindes eingesetzt und sie bestehen seither fort.

Bei Berücksichtigung dieser Ausführungen sind die hier gestellten Fragen folgendermaßen zu beantworten:

Die Schmerzen und die übrigen Beschwerden der Frau D. waren schon vorhanden, bevor zahnärztliche bzw. zahnärztlich-prothetische Maßnahmen von den Klägern ausgeführt worden waren. Schon aus diesem Grunde können die zahnärztlichen bzw. zahnärztlich-prothetischen Maßnahmen nicht der alleinige und zureichende Grund für diese Schmerzen und andersartigen Beschwerden sein. Andererseits ist aus unseren Erfahrungen bekannt, daß psychosomatisch bedingte atypische Gesichtsschmerzen sich besonders häufig an zahnärztliche Maßnahmen anschließen, daß also zahnärztliche oder zahnärztlich-prothetische Maßnahmen wie ein Kristallisationskeim wirken. An diese Maßnahmen schließen sich Beschwerden an, die vom somatisch-naturwissenschaftlichen Standpunkt aus als völlig heterogen zu bezeichnen sind. Man kann also den behandelnden Zahnärzten keinen Kunstfehler vorwerfen, wobei allerdings betont werden muß, daß der Nervenarzt keine Stellung nehmen kann zu denjenigen Fragen, die sich auf die Qualität des Zahnersatzes beziehen.

In einem Falle wie in dem der Untersuchten hat sich aufgrund unserer Forschungsergebnisse ein kombiniertes Vorgehen als Behandlungsmaßnahme bewährt. Da der Lokalbefund am Zahnfleisch und die Qualität des Zahnersatzes nicht der allein zureichende Grund für die Beschwerden sind, kann auch nicht erwartet werden, daß eine ausschließlich auf diese Erscheinungen gerichtete Behandlung eine Besserung der Beschwerden bringen wird. Es wird von uns eine zusätzliche nervenärztliche Behandlung empfohlen, die einerseits in einer psychotherapeutischen Führung und andererseits in einer Behandlung mit bestimmten Medikamenten besteht. Es ist der beklagten Frau D. eine solche Behandlung auch jetzt vorzuschlagen, bzw. es wäre ihr von uns eine solche Behandlung vorgeschlagen worden, falls wir vor der Durchführung der hier zur Rede stehenden zahnärztlich-prothetischen Maßnahmen um Rat gefragt worden wären.

Zusammenfassend werden die Fragen des Beweisbeschlusses, die das nervenärztliche Gebiet berühren, folgendermaßen beantwortet:

I. Die von den Klägern eingesetzten Ersatzzähne und Kronen sowie das Chromkobaltgeschiebe sind nicht die allein zureichende Ursache für die ständigen starken Schmerzen und für die sonstigen Beschwerden der Beklagten. Vielmehr handelt es sich bei diesen Beschwerden und Schmerzen der Beklagten um sogenannte atypische Gesichtsschmerzen, welche eine psychosomatische Genese haben.

II. Nach unseren obigen Ausführungen kann von nervenärztlicher Seite ein ärztlicher Kunstfehler der Kläger bei der Behandlung der Beklagten nicht festgestellt werden.

Literatur

[1] *Bleuler, E.:* Das autistisch-undisziplinierte Denken in der Medizin und seine Überwindung. Erster Neudruck der fünften Auflage, Berlin-Göttingen-Heidelberg 1963.

[2] *du Bois Reymond, E:* Über die Grenzen des Naturerkennens. Vortrag, gehalten in der zweiten allgemeinen Sitzung der 45. Versammlung Deutscher Naturforscher und Ärzte zu Leipzig am 14. August 1872, Nachdruck der 9. Auflage Leipzig 1903. Wissenschaftl. Buchgesellschaft Darmstadt, Libelli Bd. LXIII.

[3] *Forck, G.:* Allergische Reaktionen der Mundschleimhaut bei Prothesenträgern. Dtsch. Zahnärztl. Z. *31:* 10 (1976).

[4] *Haerter, H., L. Backmann, H.-P. Krasemann* und *H. Müller-Fahlbusch:* Zur Psychopathologie, Diagnostik und neurochirurgischen Therapie des Hydrocephalus internus beim Erwachsenen. Nervenarzt *45:* 486 (1974).

[5] *Hallen, O.:* Über chronische Hypochondrien. Nervenarzt *41:* 215 (1970).

[6] *Ichikawa, J.:* Über familiäre Strukturen bei chronischen zyklothymen Psychosen. *in:* Probleme der Provokation depressiver Psychosen. Hrsg.: W. Walcher; im Druck.

[7] *Körber, E.:* Diskussionsbeitrag auf der Tagung der Westf. Gesellschaft für Zahn-, Mund- und Kieferheilkunde in Münster am 9. November 1974.

[8] *Lesse, St.:* Atypical Facial Pain of Psychogenic Origin, in: Masked Depression, Hrsg.: St. Lesse, New York 1974.

[9] *Lorenz, K.:* Gestaltwahrnehmung als Quelle wissenschaftlicher Erkenntnis. Z. f. experimentelle und angewandte Psychologie. *6:* 118 (1959).

[10] *Marxkors, R.:* Einführung zum Westfälisch-Lippischen Zahnärztetag 1975, ZWR *84:* Nr. 10 (1975).

[11] *Marxkors, R.:* Psychische Konditionierung. ZWR *84:* Nr. 10 (1975).

[12] *Mauz, F.:* Das ärztliche Gespräch. Die Therapiewoche S. 311 (März 1960).

[13] *Mauz, F.:* Der Aufbau der Diagnose durch den praktischen Arzt. Der Landarzt *40:* 8 (1964).

[14] *Müller-Fahlbusch, H.* und *J. Restrepo:* Zur Frage der Abhängigkeit des Verlaufs einer Korsakow-Psychose von der Situation. Psychiat. Neurol. Basel *151:* 208 (1966).

[15] *Müller-Fahlbusch, H.* und *J. Ichikawa:* Zur Frage der Rezidive von Wochenbettpsychosen. Nervenarzt *40:* 481 (1969).

[16] *Müller-Fahlbusch, H.:* Über situative Provokation endogener depressiver Phasen. Med. Welt: *23:* 919 (1972).

[17] *Müller-Fahlbusch, H.:* Klinische und katamnestische Untersuchungen zum Parkinsonismus, unter besonderer Berücksichtigung der Psychopathologie. Stuttgart 1972.

[18] *Müller-Fahlbusch, H.:* Nervenärztliche Befunde bei Prothesenunverträglichkeit. ZWR *84:* 574 (1975).

[19] *Müller-Fahlbusch, H.:* Nervenärztliche Aspekte der Prothesenunverträglichkeit. Dtsch. zahnärztl. Z. *31*/13 (1976).

[20] *Mukai, J., P. Pollmann* und *H. Müller-Fahlbusch:* Sozialpsychiatrische Aspekte chronischer Depressionen in Japan und Deutschland, in: Probleme der Provokation depressiver Psychosen. Hrsg.: W. Walcher; im Druck.

[21] *Mumenthaler, M.:* Neurologie. 4. Aufl. Stuttgart 1973.

[22] *Pauleikhoff, B.:* Über die Bedeutung der situativen Einflüsse bei der Auslösung endogener depressiver Phasen. Arch. Psychiat. Nervenkr. *197:* 696 (1958).

[23] *Pauleikhoff, B.:* Die Tageslaufanalyse. Psychiat. Neurol. Basel, *140:* 331 (1960).

[24] *Pauleikhoff, B.:* Seelische Störungen in der Schwangerschaft und nach der Geburt. Stuttgart 1964.

[25] *Pauleikhoff, B.:* Die paranoid-halluzinatorische Psychose im 4. Lebensjahrzehnt. Beginn, Krankheitsbild, Verlauf. Fortschr. Neurol. Psychiat. *34:* 548 (1966).

[26] *Pauleikhoff, B.:* Die Person des Kranken in der Therapie, in: Situation und Persönlichkeit in Diagnostik und Therapie. Hrsg.: B. Pauleikhoff, Bibliotheca Psychiat. Neurol. No. 137, Basel (1968).

[27] *Pauleikhoff, B., H. Müller-Fahlbusch, H. Mester* und *U. Meissner:* Über Spätfolgen, insbesondere Merkschwäche, nach

Vergiftung mit Kohlenmonoxyd. Fortschr. Neurol. Psychiat. *39:* 349 (1971).

[28] *Petrilowitsch, N.:* Abnorme Persönlichkeiten. 3. Aufl. Basel 1966.

[29] *Richter, H. W.:* Gesichtsschmerzen als Ausdruck larvierter Depressionen und deren situative Verknüpfung, in: Probleme der Provokation depressiver Psychosen. Hrsg.: W. Walcher; im Druck.

[30] *Sabinski, E.:* Prothesenunverträglichkeit in der Betrachtungsweise verschiedener Fachdisziplinen. Dtsch. zahnärztl. Z.: *31:* 5 (1976).

[31] *Shinfuku, N.* und *Sh. Ihda:* Über den prämorbiden Charakter der endogenen Depression – Immodithymie (später Immobilithymie) von Shimoda. Fortschr. Neurol. Psychiat. *37:* 545 (1969).

[32] *Soyka, D.:* Der Gesichtsschmerz. Hrsg.: D. Soyka, Stuttgart-New York 1973.

[33] *Spiechowicz, E.:* Persönliche Mitteilung.

[34] *Tellenbach, H.:* Melancholie. Zur Problemgeschichte, Typologie, Pathogenese und Klinik. Berlin 1961.

[35] *Tölle, R.:* Katamnestische Untersuchungen zur Biographie abnormer Persönlichkeiten. Berlin 1966.

[36] *Walcher, W.:* Die larvierte Depression. Wien 1969.

[37] *Walcher, W.:* Zur Systematik, Provokation und Therapie depressiver Psychosen. Hrsg.: W. Walcher, Wien 1974.

[38] *Wieck, H. H.:* Larvierte Depression – Diagnostik und Therapie in der Praxis. Hrsg.: H. H. Wieck, Stuttgart-New York 1975.

[39] *Willhöft, W.:* Trigeminusneuralgie, Prosopalgie und sog. atypische Gesichtsschmerzen im Hinblick auf psychiatrische Befunde und Probleme. Dissertation; im Druck.

[40] *Zumkley, H.:* Prothesenunverträglichkeit aus internistischer Sicht. Dtsch. zahnärztl. Z. *31:* 8 (1976).

Sachverzeichnis